糖尿病中医适宜技术操作手册

杨叔禹　主审

赵能江
黄献钟　主编

海峡出版发行集团
THE STRAITS PUBLISHING & DISTRIBUTING GROUP | 福建科学技术出版社
FUJIAN SCIENCE & TECHNOLOGY PUBLISHING HOUSE

图书在版编目（CIP）数据

糖尿病中医适宜技术操作手册/赵能江，黄献钟
主编.—福州：福建科学技术出版社，2023.1
　ISBN 978-7-5335-6881-8

　Ⅰ.①糖…　Ⅱ.①赵…②黄…　Ⅲ.①糖尿病－中医
治疗法　Ⅳ.①R259.871

中国版本图书馆CIP数据核字（2022）第228982号

书　　名　糖尿病中医适宜技术操作手册
主　　审　杨叔禹
主　　编　赵能江　黄献钟
出版发行　福建科学技术出版社
社　　址　福州市东水路76号（邮编350001）
网　　址　www.fjstp.com
经　　销　福建新华发行（集团）有限责任公司
印　　刷　福建省地质印刷厂
开　　本　787毫米×1092毫米　1/32
印　　张　5.75
字　　数　93千字
版　　次　2023年1月第1版
印　　次　2023年1月第1次印刷
书　　号　ISBN 978-7-5335-6881-8
定　　价　35.00元
书中如有印装质量问题，可直接向本社调换

编委会

　　糖尿病是严重影响我国居民健康的主要慢性病，最新流行病学调查结果表明，我国糖尿病发病率为11.2%，糖尿病前期人群占比则更高。我国糖尿病呈现出农村人群患病率明显增高、中青年患者人数显著增长的趋势，因此基层糖尿病防治，是我国糖尿病防治的主战场。

　　中医药是我国糖尿病防治的重要方法和手段之一，但是基层糖尿病防治水平亟待提高。适合基层的简单、实用、接地气的糖尿病防治方法也需要挖掘和推广。在国家中医药管理局的指导下，由中华中医药学会基层糖尿病防治专家指导委员会牵头，已经编写发布了《国家糖尿病基层中医防治管理指南》，完成了《中国2型糖尿病防治指南（2020年版）》《国家基层糖尿病防治管理指南（2022）》的中医药内容编修，特别是增加了非药物疗法和中医适宜技术。

《黄帝内经》中记载："药之不及，针之不到，必须灸之。"糖尿病的中医治疗方法手段多样，包括传统汤药、中成药、针刺、艾灸、熏洗、贴敷及现代新发展的电针、耳穴、定向透药等，这些技术简单实用，在基层使用广泛。很多方法，如中药熏洗等，患者还可以自行操作，值得大力推广普及。

为配合《国家糖尿病基层中医防治管理指南》等的推广，我们组织人员编写了本书。该书对糖尿病中医适宜技术的适应证、操作方法等进行了详细的介绍，希望能对临床医生、糖尿病患者有所帮助，对提升糖尿病中医药防治的服务能力有所裨益。

中华中医药学会基层糖尿病防治专家指导委员会主任委员

厦门大学附属第一医院名誉院长

2022 年 8 月

第 一 章

糖尿病
穴位贴敷疗法 /1

第　二　章

糖尿病
耳穴贴压疗法 /17

第 三 章

糖尿病
针刺疗法 /31

第 四 章
糖尿病
艾灸疗法 /47

第 五 章

糖尿病
中药熏洗疗法 /65

第 六 章

糖尿病
穴位注射疗法 /83

第 七 章

糖尿病
穴位埋线疗法 /99

第 八 章

糖尿病
推拿按摩疗法 /111

第 九 章

糖尿病
经皮穴位电刺激疗法 /127

第　十　章

糖尿病
中药离子导入疗法 /137

第十一章

**糖尿病
中药外熨疗法 /147**

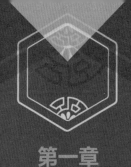

第一章

糖尿病
穴位贴敷疗法

一、概述

穴位贴敷疗法以中医理论为基础，以整体观念和辨证论治为原则，根据经络理论，选取一定的腧穴，采用适当的药物，贴敷于穴位，通过经络刺激与药物的作用，达到调理脏腑，疏通经络气血，预防和治疗疾病目的的一种中医治疗方法。

穴位贴敷将中药活性成分与经络穴位效应相结合，既有药物对穴位的刺激作用，又有药物本身的治疗作用，经络、穴位、药物相互影响，相互补充，共同发挥叠加治疗作用。

二、应用

穴位贴敷操作简便，不良反应少，常与其他中医方法联合使用，在糖尿病及多种并发症的治疗中应用广泛，越来越被临床医生和糖尿病患者认可。

■（一）协同控糖

穴位贴敷联合其他综合治疗，可以协同控糖，提升糖尿病患者的临床治疗效率，有利于控制相关并发症的发生，提高治疗效果。

● 穴贴1号

【选　　穴】肾俞、委中、曲池、承山、足三里、阳陵泉等。

【药物制备】天花粉、黄连、生地黄、黄芪各等份。将药物灭菌后，烘干，粉碎，过筛成细粉。

【操作方法】用时取药适量，用老醋调匀成糊状，均匀涂布于敷贴上。根据辨证取穴，敷贴于腧穴上，胶布固定，每日1次。

【功　　效】生津清热，养阴止渴。用于烦渴多饮，口干舌燥，尿频。

● 穴贴2号

【选　　穴】肾俞、百会、四神聪、太溪、命门、涌泉等。

【药物制备】生石膏、知母、生地黄、麦冬、怀牛膝、黄连。研粉，调匀。

【操作方法】外敷。

【功　　效】清肺泻火，养阴增液。用于多食易饥，大便干燥。

● 穴贴3号

【选　　穴】肾俞、关元、阳池、三焦俞、中极、命门等。

【药物制备】茯苓、红花、泽泻、川芎、川椒等。研粉，调匀。

【操作方法】外敷。

【功　　效】通络止痛，活血化瘀。用于腰膝酸软，四肢畏寒怕冷。

■（二）二甲双胍胃肠道反应

二甲双胍为治疗 2 型糖尿病的首选用药，同时现代研究发现其在治疗非酒精性脂肪肝病、多囊卵巢综合征、肿瘤等均有不同程度的疗效。但由于较高的胃肠道不良反应发生率限制了它的使用，据报道，约 30% 的 2 型糖尿病患者服用二甲双胍会出现胃肠道不良反应，而 5% 左右的患者因此而不能耐受治疗。在常规干预措施的基础上联合健脾和胃、疏肝理气的穴位贴敷能有效减少二甲双胍导致的胃肠道不良反应。

【选　　穴】神阙、天枢、足三里。

【药物制备】白术、陈皮、木香、延胡索。研末后用姜汁调成膏状备用。

【操作方法】确定穴位后敷贴 4~6h 后取下，每日更换 1 次，每组治疗时间为 2 周。

【功　　效】健脾和胃，疏肝理气。可改善二甲双胍引起的胃肠道反应，有助于提高患者长期口服二甲双胍的依从性。

■（三）糖尿病周围神经病变

采用中药穴位贴敷治疗糖尿病周围神经病变，能够有效改善凉、麻、痛等症状，不良反应较少，副作用较小。研究表明，糖尿病穴位贴敷选穴以足三里、三阴交、涌泉及背部腧穴为主，能补益气血，通调肺、胃、肾三脏及全身之阳气，促进血液运行；贴敷用药重视活血化瘀类中药，强调辛散祛瘀通络，其中红花、黄芪、当归、川芎等使用频次较高（表1-1）。

表1-1　糖尿病周围神经病变常用贴敷穴位和中药

排序	穴位	中药
1	足三里	红花
2	三阴交	黄芪
3	涌泉	当归
4	脾俞	川芎
5	肾俞	桂枝
6	阳陵泉	细辛
7	血海	丹参
8	肺俞	牛膝
9	曲池	冰片
10	太溪	赤芍

● 验方糖痹贴

【选　　穴】足三里、血海、涌泉、三阴交。

【药物制备】川芎、当归、红花、桂枝、细辛、透骨草、冰片，按 6：6：3：6：3：3：1 比例配比。原材料烘干，消毒，粉碎，混匀，备用。

【操作方法】每次每穴取药粉 5~10g，调酒，制成 2cm×2cm×0.3cm 规格药饼，外用医疗防水敷料贴固定于所选穴位；6~8h 后取下，每日 1 次，14d 为 1 个疗程。

【功　　效】活血通络，化瘀止痛。减轻症状和体征，尤其对肢体麻木、乏力、畏寒症状的改善，并能提高神经传导速度。

■ （四）糖尿病神经源性膀胱

　　糖尿病神经源性膀胱是糖尿病患者中常见的并发症之一，常合并尿潴留、尿失禁、尿路感染等，以尿潴留为常见，现代医学治疗效果欠佳。

● 温阳利水方

【选　　穴】膀胱俞、肾俞、气海、关元、中极。

【药物制备】冰片、乳香、没药、吴茱萸、小茴香各适量。将全部中药粉碎成粉，根据一定配方混匀，选取 24g 加入白醋 30~50ml，将其调制成硬膏状，放置在敷贴内，并贴在所选穴位，保

　　　　　　 留时间为 4~6h，每日 1 次，4 周为 1 个疗程。

【功　　效】温阳利水。改善临床症状，提高临床疗效。

● 益气温阳方

【选　　穴】中极、关元、气海、肾俞、膀胱俞。

【药物制备】熟地黄 30g，肉桂 15g，黄芪 30g，山茱萸 15g，炮附子 15g，怀牛膝 15g，泽泻 15g，车前子 15g。药物研末后用姜汁调成硬膏状，放于敷贴内。

【操作方法】将备好的敷贴贴于所选穴位，保留 4~6h，每日 1 次，15d 为 1 个疗程，一般连续治疗 2 个疗程。

【功　　效】益气温阳。治疗肾阳亏虚型糖尿病神经源性膀胱有较好的疗效，可明显改善中医症状、膀胱残余尿量。

● 补气温阳方

【选　　穴】中极、关元、气海、肾俞、膀胱俞。

【药物制备】黄芪 30g，淫羊藿 15g，山茱萸 15g。药物研末后用姜汁调成膏状，放于敷贴内。

【操作方法】将备好的敷贴贴于指定穴位，保留 4~6h，每日 1 次，15d 为 1 个疗程。

【功　　效】补气温阳。可改善膀胱残余尿量。

■ （五）糖尿病便秘

糖尿病便秘是一种神经性便秘，糖尿病患者长期的高血糖引起胃肠植物神经功能障碍，交感神经兴奋过度，从而抑制了胃肠运动，出现胃肠动力减弱、胃排空延迟、肠蠕动缓慢的便秘。本病病机为本虚标实，本虚是脾胃虚弱、脾肾阳虚、肝胃阴虚，标实为痰、热、郁，所及脏腑以脾胃为主，累及肝肾、大肠。贴敷药物直接作用于体表穴位或表面病灶，使局部血管扩张，血液循环加速，亦可使药物透过皮毛腠理由表入里，通过经络的贯通运行，联络脏腑，沟通表里，发挥较强的药效作用。

● 便秘实证方

【选　　穴】天枢、大肠俞、上巨虚、支沟。

【药物制备】生大黄、芦荟、厚朴、石菖蒲。原材料研细，按 1：1：1：1 比例混合均匀，制成散剂，使用时取 5g 散剂，用麻油调和，以不流滴为度，制成一元硬币大小的药饼。

【操作方法】嘱患者坐位或仰卧位，用乙醇棉签清洁消毒上述穴位后，将药饼贴敷于穴位，以医用纱布覆盖，用医用胶带固定。持续贴敷 6h，若出现排便，即时取下，总贴敷时间 ≤ 6h（未解大便者，超过 6h 后建议取下，以免皮肤破溃），每日更换，7d 为 1 个疗程，连续治疗 4 个疗程。

【功　　效】润肠通便，改善便秘。

● **便秘虚证方**

【选　　穴】同便秘实证方。

【药物制备】肉苁蓉、当归、生地黄、牛膝各等份。原材料研细，按 1：1：1：1 比例混合均匀，制成药饼（具体同便秘实证方）。

【操作方法】同便秘实证方。

【功　　效】补虚润肠通便。

■（六）早期糖尿病肾病

数据挖掘分析发现，贴敷穴位治疗糖尿病肾病使用中药最多的是黄芪、大黄、肉桂和附子等 10 种中药，选用腧穴最多的是肾俞、神阙和关元等 10 个腧穴（表 1-2）。

表 1-2　糖尿病肾病常用贴敷穴位和中药

排序	穴位	中药
1	肾俞	黄芪
2	神阙	大黄
3	关元	肉桂
4	脾俞	附子
5	命门	丹参
6	水分	冰片

排序	穴位	中药
7	阴陵泉	川芎
8	足三里	细辛
9	气海	何首乌
10	三阴交	花椒

● 验方萸桂散

【选　　穴】涌泉、肾俞。

【药物制备】每贴称取吴茱萸 3g，肉桂 3g。本方要求现配现用。药物共同研磨为粉末，加 3ml 蜂蜜或醋调成糊状，调糊时需用力均匀，使药末与蜂蜜充分混合。调成的糊需不干不湿，既不可流动也不可结块。最后将糊均匀涂抹在宽胶布上，大小约 2cm×2cm。

【操作方法】同便秘实证方。

【功　　效】温经通脉，散寒止痛，引火归原。用于糖尿病肾病阳衰阴胜，可改善早期肾功能损害。

■ （七）糖尿病视网膜病变

糖尿病视网膜病变（diabetic retinopathy，DR）是目前眼科主要致盲眼病之一，本病分单纯型与增殖型两类，一旦发展到增殖型，视网膜功能将受到严重损害而难以逆转。

穴位贴敷为非侵入性操作，安全可靠，经济有效，操作简单，可用于 DR 患者，对单纯型糖尿病视网膜病变的有效治疗具有重要的临床意义。

【选　　穴】攒竹、晴明、阳白、丝竹空、太阳、瞳子髎。

【药物制备】丹参、郁金、牛膝、地龙各适量。研粉，水调为膏状，均匀涂抹于敷贴中央，面积约 0.6cm×0.6cm，即制成药物敷贴。

【操作方法】嘱患者用清水清洗脸部尤其是眼周，有皮肤破损、过敏、外伤者禁用。于眼周穴位处固定决明子 1 粒，再以药物敷贴覆盖其上，粘贴固定，指导患者自行用双手无名指按压穴位贴敷处间断 2h 左右，起到刺激穴位、中药渗透入穴的作用，每日 1 次。

【功　　效】养阴活血，改善视网膜组织缺氧缺血。

三、操作方法

■ （一）贴敷前准备

1. 贴敷药物选择

贴敷药物的选择应根据中医辨病、辨证选药。由于糖尿病患者皮肤娇嫩容易受伤，应慎用刺激性强的药物；对于孕妇、哺乳期的妇女，禁用影响妊娠和哺乳的药物。

2. 贴敷药剂制备

（1）制备过程应在清洁、常温的环境中进行，或在专用制剂室完成；制备药剂的中药材应注重质量。

（2）将药物研末成细粉（建议 80 目以上），密封储存备用。

（3）将药粉与助透剂或赋形剂（水、姜汁、醋、黄酒、药液等）充分混合。当使用姜汁作为助透剂时，姜汁与水的调配比例一般成人为 1∶1，儿童可按照 1∶2 适度稀释。

（4）贴敷药剂宜在药物使用的当日制备，如需要提前制备，制备好的药剂需密封放冰箱冷藏储存，储存时间一般不超过 3d，使用时应提前取出并放置常温备用，若其外观或气味发生改变应弃用。

■ （二）操作流程

1. 穴位选择

（1）穴位的选择应考虑便于留置，以躯干部的穴位为宜。

（2）常见病症贴敷穴位推荐可参考表 1-1 和表 1-2 等内容。

2. 贴敷方法

（1）体位的选择：以患者舒适、医者便于操作为原则。

（2）局部皮肤消毒：选定贴敷部位后，先用温水将局部皮肤清洁，再用75%乙醇进行局部消毒，若患者对乙醇过敏，可用生理盐水擦拭。

（3）药物固定：多用医用胶布固定，也可用国家批准上市的药贴进行固定（图1-1）。若对胶布、药贴过敏，可以改用绷带或防过敏胶布。

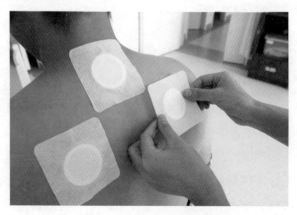

图1-1　穴位贴敷疗法

3. 贴敷时间

贴敷时间建议一般4~6h，儿童贴敷时间不宜过长，一般1~2h。可以依据疾病特征、药物特点、患者年龄和体质、季节、贴敷部位进行调整。首次贴敷时间不宜超过建议时间。若在贴敷过程中出现皮肤红肿、疼痛、瘙痒、水疱等反应时，应立即摘去药贴，停止贴敷。

4. 贴敷疗程

若贴敷 3~5 次后病症仍不缓解，应及时就医考虑是否采用其他治疗方法。

四、注意事项

■ （一）禁忌证

（1）用药前要询问患者有无中药过敏史。对药物、花粉等过敏体质者慎用。

（2）贴敷穴位要按常规清洁皮肤，必要时去除毛发，75% 乙醇常规局部消毒，并预防皮肤受药物刺激产生的发红、水疱、出血和破损，避免发生感染。有创伤、溃疡、皮肤病者禁用。

■ （二）注意事项

（1）穴位贴敷前要做好患者的心理工作，贴药前患者大多存在疑虑和恐惧心理。首先，对穴位敷贴缺乏了解，对效果存在怀疑；其次，对治疗后皮肤发生水疱、疼痛等产生畏惧心理。针对这些情况，护理人员在治疗前应向患者讲解相关基本知识、操作前准备及操作过程中可能出现的情况，让患者消除疑虑并做好准备工作。

（2）备用药应装在密闭的玻璃瓶内，严防挥发、潮湿而失效。

（3）合理选择溶剂调和贴敷，有利于发挥药效。如用老醋调制能起到增强活血化瘀作用。

（4）观察有无红、痒、肿等不良反应。

（5）贴敷每组穴位不宜连续贴敷过久，穴位一定要交替使用，以避免药物刺激太久而造成皮肤损伤或溃疡，影响治疗，一般要求每日 1 次即可，注意观察局部皮肤，若出现红疹、瘙痒、水疱等过敏反应，应立即处理。敷后要尽量减少出汗，注意局部防水。

（6）患者贴敷期间禁食生冷、辛辣、刺激及海鲜等食物，饮食应以清淡、糖尿病饮食为主。定量定餐，多食水煮青菜。合理搭配，均衡营养。

■ （三）异常反应及处理措施

1. 局部皮肤异常反应

（1）贴敷期间，局部皮肤出现发红、瘙痒、丘疹等反应时，应立即摘去药贴。若属于轻度反应，可在皮肤局部使用炉甘石洗剂等处理；若反应较重，要及时就医。

（2）贴敷期间，局部皮肤出现水疱时，若水疱较小如粟粒状，无需特殊处理；若水疱较大，专业医务人员可以先用消毒针在水疱基底部刺破，排出液体，保持局部干燥清洁；若合并感染要及时就诊。

2. 全身皮肤过敏反应

贴敷期间，全身皮肤大面积出现过敏时，如全身过敏性皮炎、荨麻疹、过敏性紫癜等，应立即停止贴敷，及时就医，进行专科急救处理。

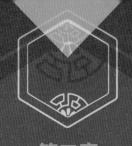

第二章

糖尿病耳穴贴压疗法

一、概述

"耳者，宗脉之所聚也"，耳朵与人体的各个部位有关，通过经络集中于耳朵。耳穴是指分布于耳廓上的腧穴，为脉气输注的部位，可反映人体生理功能及病理变化，因此具有诊断及治疗疾病的作用。耳廓有丰富的感觉神经分布，其主要来自三叉神经、面神经、舌咽神经和迷走神经等，与人体的不同功能相关联。迷走神经的耳廓支是唯一的周围通路，是通往大脑皮层的唯一周围通路。1957年法国保罗·诺吉尔博士发现"外耳并非单纯惟一弯曲软骨，它与内脏器官存在密切关系，内脏出现疾患时在耳廓上有相应点出现"，其首次提出胚胎倒置耳穴图，指出耳廓迷走神经的分布区域是"倒置胎儿"理论中内脏的代表区域，耳穴迷走神经可能是耳穴治疗内脏疾病效果的结构基础。

身体的各种疾病可反映在耳廓上，与身体功能相关的耳廓信号包括形状、颜色、大小和感觉的变化，丘疹、折痕和水肿的出现，以及压痛增加或导电率降低。耳廓导电性增加、触痛增强的部位对应于身体存在某些病理状况的特定部位。当身体出现疾病或紊乱时，相应的耳廓点的电阻明显降低。电阻低于标准的区域也被认为是正电或高导电电阻点。耳廓诊断是一种客观、无痛、压痛、无创的方法，可以快速获取信息。

20世纪90年代初，我国颁布了国家标准的《耳穴名称与部位》，并按GB/T 13734－1992的标准，把耳穴总数量确定为91个。目前常用的耳穴疗法有耳穴贴压法、耳穴毫针刺法、耳穴埋针法，以及耳穴按摩、电针、磁疗等。耳穴压豆疗法是耳穴诊疗法中最常见的一种方法，是在中医理论指导下，用质硬而光滑的小粒种子、磁珠或药丸等贴压耳穴，刺激耳穴，以疏通经络，调和气血，调理脏腑，从而达到治疗疾病的目的，起到防治疾病作用的一项中医适宜技术。

二、　应用

近年来越来越多的临床研究显示，耳穴压豆疗法辅助治疗糖尿病及糖尿病肾病、失眠、便秘等并发症，在控制血糖水平效果良好的同时，对并发症的治疗效果显著，且安全性高，不良反应较少，毒副作用较小，应用越来越广泛，也越来越受患者认可。

耳廓诊断可作为对有2型糖尿病风险的易感人群的一种筛查方法。研究表明，中国2型糖尿病人群中"胰腺和胆囊""内分泌""肾""耳屏下""心脏""眼"等部分耳廓点出现变色和痕迹，以及该穴位的电阻降低。某些耳廓信号也与血糖控制、病程和相关并发症相关。

耳廓刺激可以预防或延缓 2 型糖尿病的进展，是一种调节 2 型糖尿病患者血糖、血脂，减轻体重，改善相关症状的辅助治疗方法。当确定反应点时，例如，当压痛和（或）导电性存在时，可以使用适当的耳廓治疗方法来刺激这些点和穴位。

■ （一）协同控糖

王不留行籽耳穴贴压可降低糖尿病患者血糖水平，提高生活质量。现代药理表明，耳穴贴压对穴位的刺激作用，可通过末梢神经传入大脑皮层的相应区域，抑制病理兴奋病灶，维持大脑皮层兴奋与抑制的平衡状态，还可调节交感神经的兴奋性，影响机体体液中激素的动态平衡，激发非特异性防御作用。王不留行籽耳穴贴压可促进血液的运行，排除痰浊水湿，发挥调节气血、控糖的作用。此外，耳穴贴压使用的王不留行籽具有活血、通经之效，配合耳穴贴压，可提高对血糖的控制效果，降低疾病对患者身心的影响，利于提高患者生活质量。

【选　　穴】胰、内分泌、皮质下、三焦、渴点。

【操作方法】耳穴贴压，每 3 日 1 次，3 次为 1 个疗程。

【功　　效】协同控糖。

■（二）糖尿病前期肥胖

超重和肥胖是 2 型糖尿病发病的重要危险因素，故控制体重与降低血糖同样重要。耳穴贴压刺激产生的神经冲动沿迷走神经传导至中枢神经系统，可兴奋饱食中枢，抑制食欲，调节机体内分泌，促进新陈代谢，加强脂质分解，从而达到减肥的目的。

【选　　穴】神门、胃、脾、肝、三焦及内分泌。

【操作方法】所用耳针为一次性无菌揿针（规格 0.22mm×1.5mm）。操作时，嘱患者取坐位或仰卧位，对耳廓由内向外常规消毒，待干后操作者用左手固定患者耳廓，右手拇指、食指及中指持无菌揿针贴压固定于对应穴位，采用两耳交替贴压的方式，每次贴压一侧耳，3~4d后再转为另一侧。告知患者每日进餐前及睡前采用平补平泻法（中等力度）分别按压贴压穴位，每穴位每次按压 20~25 次，持续4~5min，自觉耳朵发红、发热及酸胀即可，每周 2 次。

【功　　效】可减小患者的腰围及臀围，减肥，改善症状和糖脂代谢指标，有助于逆转患者病情，降低糖尿病前期向糖尿病进展的风险。

■ （三）糖尿病失眠

失眠是糖尿病患者常见的伴发症状之一，发病率高达40%~70%。长久失眠不仅会影响患者的精神状态，还会使其血糖升高、体重增加、心血管风险事件增加、生活质量降低。治疗主要是在控制血糖的基础上联合镇静安眠药物。镇静安眠药物虽起效迅速但存在诸多不良反应，且会不断加重患者心理及经济负担。耳穴压豆联合综合治疗，可以显著改善糖尿病失眠患者的睡眠质量，提高患者入睡困难、醒后不寐、急躁易怒、腰膝酸软、头晕目眩、口干口苦的临床治疗有效率。

【选　　穴】①心脾两虚：心、脾、肺、神门、枕、内分泌、皮质下。②阴虚火旺：肝、肾、神门、心、枕、内分泌、皮质下。③心胆气虚：神门、心、枕、内分泌、皮质下、胆、脾。　④痰热内扰：脾、胃、脑干、大肠、神门、心、枕、内分泌、皮质下。⑤肝郁化火：肝、肾、神门。

【操作方法】局部消毒后，取王不留行籽贴于胶布中间，对准穴位贴敷，每次贴双耳，并指导患者7点、10点、13点、17点、22点以平补平泻法各按压1次左右耳朵，单次按压3~5min，以出现酸胀、微痛为宜，耳部发红、发热为度，2d更换1次穴贴，单次间隔1d，2周共5次。

【功　　效】对糖尿病失眠患者取得了良好的临床疗效。

■（四）糖尿病周围神经病变

　　糖尿病周围神经病变（diabetic peripheral neuropathy, DPN）是常见的慢性神经系统并发症之一，其发病率占糖尿病患者的 35%~50%，主要以感觉神经末梢受损为主。耳穴用于 DPN 患者的效果确切，能加快运动神经和感觉神经恢复，改善其临床症状。耳穴埋籽治疗方法体现了中医学辨证施治、全息理论及整体观念，其操作简单、成本低廉、易被患者接受等优点，值得临床推广应用。

【选　　穴】肾脏、脾脏、内分泌、迷走神经、脚、胰腺、肝脏、脑下垂体。

【操作方法】耳穴贴压，每日 1 次，14 次为 1 个疗程。

【功　　效】可改善下肢循环，提高足底温度。

■（五）糖尿病口干、口渴

　　糖尿病口干、口渴症状与血糖控制不佳、饮食不节、疲劳过度等有关。一般将口干、口渴作为糖尿病诊断的重要依据之一，通过规范治疗，控制血糖有利于缓解症状。耳穴贴压应用在糖尿病口干、口渴症状治疗上已经被证实具有很好的临床疗效。

【选　　穴】糖尿病穴、内分泌、肾、心、肝、三焦、皮质下等。

【操作方法】通过按耳穴探测法找到敏感压痛点并按压片刻，乙醇消毒全耳，常规采用王不留行籽对准选好的穴位进行贴敷。嘱咐患者耳穴贴敷状态下每日自行按压 3~5 次，每次 3~5min。3d 后双耳交替 1 次，2~4 周为 1 个疗程。可配合中药（天花粉、乌梅、麦冬、天冬、薄荷、罗汉果等）漱口。

【功　　效】协助控糖，改善口干等症状。

■ （六）糖尿病合并高血压

糖尿病合并高血压会增加心血管疾病病变风险。近年来，临床越来越注重通过非药物治疗来控制血压、血糖，其中耳穴贴压治疗高血压的疗效已得到认可。糖尿病合并高血压患者易于接受耳穴贴压法，利于改善其不良情绪，稳定血压、血糖指标，提高生活质量。

【选　　穴】降压沟、心、肝、肾、内分泌、神门。

【操作方法】患者取坐位，消毒后将王不留行籽贴于患者双耳穴位，确认贴压到位后双指按压贴豆位置，直至产生患者可以忍受的酸痛感；嘱患者每日按压贴豆处，每日 4 次，每次 2min，保持适宜的力度，避免皮肤受损，连续治疗12 周。

【功　　效】益气滋阴清热，平肝潜阳降逆，配合其他治疗，能够有效缓解高血压合并糖尿病患者的症状和部分并发症。

■ （七）糖尿病性胃轻瘫

糖尿病性胃轻瘫（diabetic gastroparesis，DGP）是一种病因病机尚未明确的糖尿病并发症之一，其发病机制可能与自主神经系统病变相关。糖尿病性胃轻瘫除了对消化道有影响外，还会导致水电解质紊乱、营养失衡及影响患者口服降糖药物的吸收，对患者血糖的控制也会产生一些影响。耳穴贴压作为中医适宜技术之一，具有操作简单、疗效显著、依从性好的优势。

【选　　穴】肝、脾、胃、胰、大肠、小肠、神门、糖尿病点、三焦等。

【操作方法】耳穴治疗组给予每次选取3~5穴，逐穴替换。每穴每次按压50次，每日3次，4周为1个疗程。以有酸、麻、胀、发热感觉为度，可配合中药内服等治疗。

【功　　效】有效改善临床症状，加快胃排空。

■ （八）糖尿病便秘

【选　　穴】内分泌、皮质下、心、肝、胃、三焦。

【操作方法】王不留行籽耳穴贴敷，并按压1~2min，以患者有酸胀感为限，两侧耳穴交替治疗，3~5d更换。

【功　　效】促进胃肠蠕动，缩短排便时间，改善便秘症状。

三、操作方法

■ （一）耳穴穴位的选择

穴位的名称与定位应按 GB/T 13734—2008《耳穴名称与定位》之规定（图 2-1）。

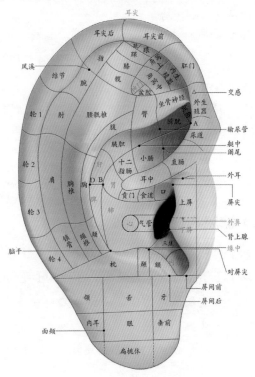

图 2-1 耳穴示意图

■ （二）耳穴贴压操作步骤

（1）备齐用物，探查需要压豆的耳穴。

（2）核对穴位后，用碘伏消毒，消毒范围视耳廓大小而定。如病人是复诊或更换压贴前取掉原压籽的胶布，清洗耳廓后消毒。

（3）按医嘱进行耳穴压豆，将材料贴附在 0.5cm×0.5cm 大小胶布的中央，对准耳穴贴紧并稍加压力，使病人耳朵感到酸麻胀或发热感，贴后病人每日自行按压数次，每次 1~2min（图 2-2）。

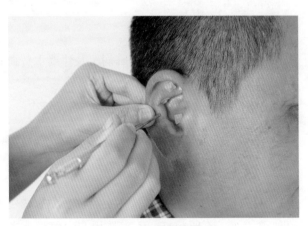

图 2-2 耳穴贴压疗法

（4）操作后观察所贴穴位是否牢固（对不牢固穴位重新贴），病人是否有不适，耳廓是否有感染或胶布过敏。

（5）操作结束后，清理用物。

■ （三）耳穴贴压时间和疗程

一般耳穴压豆每次贴压后保持 3~7d。夏天出汗多，贴压耳穴时间不宜过长，建议 2~3d 更换 1 次，以防胶布潮湿或皮肤感染。2 周为 1 个疗程。

四、注意事项

■ （一）禁忌证

（1）严重器质性疾病（如心脏病）及伴严重贫血者不宜采用。

（2）外耳有湿疹、溃疡、冻疮破溃等不宜采用。

（3）妊娠妇女、有习惯性流产史者慎用。

■ （二）注意事项

（1）耳穴压豆法的材料如选用小粒种子，应选用光滑质硬的种子，如王不留行籽，不宜选用有尖角或不光滑的种子，以免按压时损伤皮肤，如选用质软的种子，按压作用不大；如种子发霉不能使用。

（2）病人需自我按压已贴的耳穴，最少每穴每次按 30下，每日 3~5 次。自我按压时持续时间不能超过 3min，因耳廓血液循环差，容易导致耳廓软骨萎缩、畸变，甚至坏死，故应积极预防；自我按压有效的表现为局部酸、麻、胀、痛、灼热感等。

（3）如果出现贴耳穴部位发痒、发热，甚至疼痛，可能是胶布过敏，应及时予以摘除。胶布湿水后容易脱落，平时注意防水，不宜游泳，以免胶布脱落。

■ （三）异常反应及处理措施

（1）胶布过敏反应：表现为被贴耳穴部位皮肤发红、发痒，对胶布过敏者，可用黏合纸代之。

（2）感染：接受耳穴压豆疗法后如耳廓皮肤出现炎症或冻伤者，应及时去除胶布，中止治疗，已感染者及时对症处理，严重者到医院就诊。

（3）磁珠过敏：选用磁珠贴耳时，采用磁体不宜过大或过小，磁场强度不宜过强，有 5%~10% 的病人在行磁疗时会出现头晕、恶心、乏力、局部灼热或刺痒等不良反应。若持续数分钟不消失时，可将磁体取下，即可消失。

（4）疼痛：治疗初期耳穴周围可能会有微痛，部分病人甚至会影响睡眠，这种情况可能会持续几天，适应后症状会消失，无需处理。

（5）其他：如病人由于胆、泌尿系统结石产生的疼痛，心律失常急性发作等，应配合医生做应急对症处理。

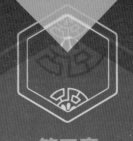

第三章

糖尿病针刺疗法

一、概述

针刺法起源于人类的双手能制造简单的劳动工具。"砭石"是针具最早的雏形，是远古时代人们在生活、劳动等实践中经验积累的产物。临床上常见的毫针刺法，是利用毫针刺激机体一定的部位，循经感传，激发机体的抗病能力，乃至疏通经络，行气活血，调节脏腑功能，从而达到扶正祛邪，治疗疾病的目的。针刺治疗作为传统中医一种常见的外治方法，其优点为治疗病证种类广泛，见效显著，病人易于接受。

二、应用

近来大量研究显示，针刺疗法不仅可以有效降低血糖，改善胰岛素抵抗，而且可促进糖尿病周围神经病变的恢复，防治糖尿病并发症，是世界卫生组织认定的糖尿病临床疗法之一。

■（一）干预糖尿病前期

糖尿病前期，是介于正常血糖与糖尿病之间的糖代谢异常状态。分析发现，针灸干预糖尿病前期，使用频率最高的腧穴分别为足三里、脾俞、三阴交等穴；较高频的交集穴组分别为足三里配脾俞、三阴交、肾俞；足三里配脾俞、三阴交、胃脘下俞、肾俞（表3-1）。

表3-1 针灸干预糖尿病前期常用腧穴（频次前10位）

排序	穴位	排序	穴位
1	足三里	6	中脘
2	脾俞	7	胃俞
3	三阴交	8	丰隆
4	肾俞	9	关元
5	胃脘下俞	10	天枢

1. 脾胃壅滞、肝郁气滞证

【选　　穴】①主穴：脾俞、胃俞、肝俞、章门、中脘、期门、至阳。②配穴：太冲、合谷、足三里、阴陵泉、三阴交、丰隆、上巨虚、下巨虚。

【操作方法】患者取仰卧位，各穴皮肤常规消毒，进针得气后行中等强度刺激的平补平泻手法，患者有酸麻胀痛感觉，留针30min。每7日1次，4周为1个疗程。

【功　　效】行气导滞，健脾疏肝。

2. 脾虚痰湿证

【选　　穴】脾俞、足三里、三阴交、丰隆、地机、阴陵泉。

【操作方法】常规消毒后，进行针刺穴位，先刺脾俞，后刺余穴，阴陵泉、地机、丰隆用泻法，先行轻插重提，提插泻法，后行拇指向后、食指向前捻转，即捻转泻法，各行针 3 次；脾俞、足三里、三阴交用补法，先行重插轻提，即提插补法，后行拇指向前、食指向后捻转，即捻转补法，亦各行针 3 次，留针 30min。隔日治疗 1 次，每周 3~4 次，4 周为 1 个疗程，治疗 3 个疗程。

【功　　效】健脾化痰除湿。

■ （二）协同控糖

针刺对糖尿病的治疗主要是通过对神经系统和内分泌代谢的调整作用来实现。针刺不仅有调整空腹血糖、糖化血红蛋白、甘油三酯、胆固醇、全血黏度、血浆黏度和血细胞比容等作用，还能加快血流速度，改善微循环，调节神经系统，进而影响胰岛素、甲状腺素、肾上腺素等的分泌，从而综合调整糖代谢的作用。

研究发现，针刺具有较好的即刻降糖效应，降糖范围在 0.2~1.5mmol/L，有效率为 87.5%，针刺治疗糖尿病值得在临床进行进一步的研究和推广应用。

【选　　穴】①主穴：胰俞、肺俞、脾俞、肾俞、三阴交、太溪。②配穴：上消（多饮症状较突出者）加少府、太渊，中消（多食症状较突出者）加中脘、天枢、内庭、地机，下消（多尿症状较突出者）加太冲、复溜。

【操作方法】患者取仰卧位，各穴皮肤常规消毒，进针得气后行平补平泻手法，患者有酸麻胀痛感觉，留针20min，同时配合灸法。起针后，患者再取俯卧位，取肾俞、脾俞，常规消毒，各穴分别进针0.5寸，得气后留针20min。每周2次，2周为1个疗程。

【功　　效】辅助降糖和调理。

■ （三）糖尿病合并肥胖

肥胖也是2型糖尿病的独立危险因素之一。针刺在减肥、调节脂代谢方面具有独特优势。针刺能减轻体重，降低体重指数，改善糖、脂代谢紊乱，并能显著增加胰岛素敏感性。研究发现，针刺足三里、内庭能降低下丘脑饥饿中枢的兴奋性，提高饱食中枢的兴奋，从而抑制其食欲，减少热卡的摄入，并能调整胃肠运动和吸收功能，促使脂肪的消耗利用。针刺为广大肥胖2型糖尿病患者提供一种新疗法。

【选　　穴】①主穴：肺俞、脾俞、胃俞、肾俞、胰俞、足三里、三阴交。②配穴：胃肠腑热证加曲池、合谷，脾虚湿阻证加丰隆、阴陵泉，气阴两虚证加支沟、太溪。

【操作方法】常规皮肤消毒后，用 0.3mm×0.45mm 毫针针刺，得气后，平补平泻，留针 30min。每周 2~3 次，10 次为 1 个疗程，每个疗程间隔 3~5d，治疗 4 个疗程。

【功　　效】疏通经络，运脾化湿。

■ （四）糖尿病足

研究表明，针刺可以改善局部血液流动，增大血液灌注量，起到加快新陈代谢的作用，是中医治疗糖尿病足的重要手段之一，可以和中药熏洗等配合使用，适用于糖尿病足早期无破溃者。

【选　　穴】①主穴：脾俞、膈俞、胰俞、曲池、三阴交。②配穴：肺俞、胃俞、肝俞、中脘、然谷、阴陵泉。

病症在足背及二、三趾的患者加丰隆；病症在踇趾的患者加地机；病症在拇指的患者加手三里；病症在中指的患者加内关；病症在无名指的患者加外关；病症在小指的患者加通里；同时可根据患者症状加大椎、命门、太溪、委中、八邪、八风、天枢等穴位。

【操作方法】毫针直刺各个穴位，要求气至病所，各穴位得气后可行各种针刺补泻手法。每日1次或隔日1次，每次留针20~30min，10d为1个疗程，间隔3~5d进行下一个疗程。

【功　　效】行气活血，通经化瘀。

■（五）糖尿病失眠

糖尿病患者的失眠症状，多因阴亏热盛，致阳不入阴。睡眠节律变化与营卫的盛衰及循行变化密切相关。针刺治疗可调节营卫阴阳的昼夜出入节律，改善身体物质能量代谢，使营卫调和、阴阳相交。针刺能改善患者的睡眠质量、焦虑情绪、抑郁情绪，有利于控制血糖。

【选　　穴】百会、四神聪、印堂、内关、神门、太乙、水道、关元、足三里、三阴交。

【操作方法】平补平泻，留针30min，每日1次，15d为1个疗程。

【功　　效】养心安神。

■（六）糖尿病性胃轻瘫

针刺治疗糖尿病性胃轻瘫可通过调节迷走神经通路传导机制，调控胃肠激素水平，恢复胃肠功能。基于针灸的经络辨证学说，糖尿病性胃轻瘫多属于阳明经证、太阴经证。从按部配穴规律上看，主要以上下配穴法、三部配穴法、局部配穴法和前后配穴法为主，在按经配穴法中主要以交会经配穴法和表里经配穴法为主。临床上选穴以足三里、三阴交、中脘、内关和天枢频次最高。

【选　　穴】①主穴：中脘、足三里、阳陵泉、血海、三阴交、地机、曲池、合谷、丰隆、太冲。②配穴：内关、公孙。

【操作方法】取仰卧位，常规消毒穴位，用 0.25mm×60mm 一次性无菌针直刺地机、三阴交、丰隆、阳陵泉、足三里、中脘；0.25mm×40mm 一次性无菌针直刺曲池、太冲、合谷；三阴交、阳陵泉、足三里行徐疾提插补法，曲池、合谷、丰隆、地机行徐疾提插泻法，余穴施以平补平泻法，留针大约 30min，每日 1 次，每周 6 次，持续治疗 1 个月。

【功　　效】升清降浊通便，可配合枳实导滞丸等药物，提高疗效。

■ （七）糖尿病动眼神经麻痹

糖尿病动眼神经麻痹是糖尿病患者常见的并发症，其主要表现为动眼神经功能差，导致患者无法向上、内、下方向运动，上睑下垂，复视。在治疗上西医多以改善微循环，营养神经药物为主，但疗效不确切。采用中药和针灸治疗本病，疗效确切，且无不良反应。较多临床报道表明，针灸的早期介入可改善神经运动功能。

【选　　穴】肝俞、承泣（患侧）、内庭、陷谷、行间、太冲、光明、足三里。

【操作方法】患者坐位，取肝俞，选用 0.25mm×40mm 毫针，不留针，得气后行捻转泻法，嘱患者配合行呼吸泻法，即当患者吸气时进针，呼气时出针。肝俞起针后让患者仰卧，取承泣（患侧）、内庭、陷谷、行间、太冲、光明、足三里。承泣选用 0.25mm×25mm 毫针直刺，嘱患者眼向上看，左手轻轻固定眼球，右手沿眶下壁缓缓刺入 0.5~1 寸，不宜过深，以眼周有酸胀感为佳，勿强刺激，不捻转不提插，出针时边按压边起针，出针后局部压迫 1~2min 以防出血。光明、足三里选用 0.25mm×40mm 毫针直刺，平补平泻。余穴选用 0.25mm×40mm 毫针，其中内庭、行间行捻转补法，陷谷、太冲行捻转泻法，嘱患者配合行相应的呼吸补泻；红外线照射光明，留针 30min。隔日治疗 1 次，每周 3 次，4 周为 1 个疗程。

【功　　效】疏通经络，调和气血，升提眼睑。

■（八）早期糖尿病肾病

针灸对于糖尿病肾病（diabetic nephropathy，DN）的治

疗不仅可以作为辅助疗法增加疗效，还可缓解糖尿病肾病的临床症状。DN 属糖尿病微血管病变范畴，针刺可促进血液循环，并且增加其抗氧化应激能力。古代典籍中，针刺处方经统计学分析之后发现，常用穴位如下：①背部用穴：肾俞、胃俞、小肠俞、三焦俞、意舍；②足部用穴：然谷、行间、太溪、足三里；③手部用穴：阳池、关冲、曲池；④口部用穴：承浆；⑤腹部用穴：关元。

【选　　穴】①主穴：肝俞、关元、足三里、脾俞、胃俞、三阴交、太溪。②配穴：肢体麻痛加血海、曲池，肢体浮肿加气海、三焦俞，视物不清加合谷、太阳，自汗加复溜、合谷，口干者加照海、承浆。

【操作方法】随症加减，以酸胀感为度，行平补平泻捻转手法。得气后留针 20min，每日 1 次，每周治疗 6 次，共治疗 4 周。

【功　　效】养阴生津，健脾补肾，活血祛瘀。

■（九）糖尿病合并尿潴留

糖尿病患者长期处于高血糖状态会损伤神经和肌肉，导致膀胱尿道功能障碍，引起尿潴留、溢出性尿失禁等并发症的发生。研究发现，穴位刺激对于糖尿病合并尿潴留具有明显的优势。通过对相应穴位进行针刺，借助经络传导作用可诱导自发的循经感传，促使膀胱逼尿肌收缩功能增强，促进尿液排出。另外，通过刺激膀胱区穴位，可恢复麻痹神经的正常功能，进而恢复患者的排尿功能。

【选　　穴】肾俞、膀胱俞、次髎、会阳、关元、气海、水道、百会、四神聪。

【操作方法】患者取侧卧位，针刺局部常规消毒，百会、四神聪采用平刺法，进针深度为 0.5~0.8 寸；肾俞、膀胱俞、次髎、关元、气海、水道采用直刺法，进针深度为 1.0~1.5 寸，会阳采用直刺法，进针深度为 1.5~2.0 寸。以局部酸、麻、胀、痛感视为得气，运用平补平泻手法，得气后次髎与会阳分别连接电子针疗仪的正负极，采用疏密波，留针 20min，强度以患者能够耐受为宜。每日 1 次，7d 为 1 个疗程，共治疗 4 个疗程。

【功　　效】培元固本，补益下焦，疏调膀胱，行气通闭。

■ （十）糖尿病周围神经病变

针刺是治疗糖尿病周围神经病变（diabetic peripheral neuropathy，DPN）安全有效的方法之一。针刺能明显减轻DPN 患者四肢麻木、疼痛、浅感觉障碍等症状，疗效肯定。针刺可以调节炎症反应、氧化应激、内质网应激、神经及血管的功能从而改善 DPN，其起效方式是通过多靶点、双向调节等途径。

【选　　穴】足三里、三阴交、阳陵泉、阴陵泉、血海、
　　　　　　昆仑、太溪、委中、承山、丰隆。

【操作方法】针刺前皮肤用乙醇棉球常规消毒，选用
　　　　　　0.35mm×50mm 一次性不锈钢针，采用常规刺
　　　　　　法刺入诸穴。足三里、三阴交、血海、太溪
　　　　　　应用提插捻转补法，其余穴位应用平补平泻
　　　　　　手法，使针刺部位出现酸、麻、胀、重的感
　　　　　　觉即可，留针 30min。每周 5d，每日 1 次，
　　　　　　总共治疗 4 周。

【功　　效】补益气血，活血化瘀，疏通经络。

三、操作方法

■（一）针刺前准备

1. 针具选择

根据受术者的体质、年龄、病情和腧穴部位的不同，
选用不同规格的毫针。短毫针主要用于皮肉浅薄部位的腧
穴，作浅刺之用；长毫针多用于肌肉丰厚部位的腧穴，作
深刺、透刺之用；平柄针和管柄针主要在进针器或进针管
的辅助下使用。

2. 部位选择

腧穴定位应符合国家标准《腧穴名称与定位》GB/T 12346—2006 的规定。

■ （二）补泻手法

1. 提插补泻法

针下得气后，先浅后深，重插轻提，提插幅度小，频率慢，操作时间短，以下插用力为主者为补法。针下得气后，先深后浅，轻插重提，提插幅度大，频率快，操作时间长，以上提用力为主者为泻法。

2. 捻转补泻法（图 3-1）

针下得气后，捻转角度小，用力轻，频率慢，操作时间短，结合拇指向前、食指向后（左转用力为主）者为补法。针下得气后，捻转角度大，用力重，频率快，操作时间长，结合拇指向后、食指向前（右转用力为主）者为泻法。

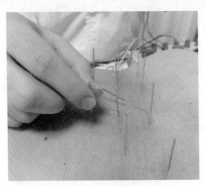

图 3-1 捻转补泻法

3. 呼吸补泻法

随着受术者呼气时进针，得气后，受术者呼气时行针，吸气时出针为补法。随着受术者吸气时进针，得气后，受术者吸气时行针，呼气时出针为泻法。

4. 开阖补泻法

出针后迅速按压针孔为补法，出针时摇大针孔而不按为泻法。

四、注意事项

■ （一）禁忌证

（1）饥饿、饱食、醉酒、愤怒、情绪激动、过度惊吓、过度疲劳、精神紧张者，不宜立即进行针刺。

（2）晕针者禁用；有凝血机制障碍者禁用；皮肤有感染、溃疡、瘢痕或肿瘤部位慎用。

（3）妊娠、哺乳期妇女慎用。

■ （二）注意事项

（1）使用电针、电热针等电磁特种针具前，应询问受术者是否具有心脏起搏器等精密金属植入物，有精密金属植入物者应禁用电磁特种针具。

（2）体质虚弱，气血亏损者，其针感不宜过重，应尽量采取卧位行针。

（3）针刺时应避开大血管，腧穴深部有脏器时应掌握针刺深度，切不可伤及脏器。

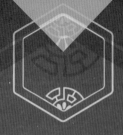

第四章

糖尿病
艾灸疗法

一、概述

灸法源于远古时代，是中国最古老的医术之一。艾灸是用艾绒或艾炷点燃后，在体表的一定部位或腧穴进行烧灼、温熨，借灸火的温热刺激以及药物的作用，通过经络的传导，温通经络，扶正祛邪，达到防治疾病的方法。《本草从新》："艾叶苦辛，生温，熟热，纯阳之性，能回垂绝之阳，通十二经，走三阴……以之灸火，能透诸经而除百病。"说明艾灸功在温经通脉、调理气血、散寒止痛，具有较强的温补作用。

二、应用

采用艾灸疗法治疗或辅助治疗糖尿病及其并发症，具有降低血糖、改善血流病变等作用，特别对糖尿病并发症疗效显著。同时本法简便易行，安全有效，患者易于接受，临床效果满意。

■（一）改善胰岛素抵抗

胰岛素抵抗（insulin resistance，IR）是 2 型糖尿病的主

要原因。研究发现，艾灸可改善 IR。艾灸治疗可以改善胰岛 β 细胞功能；艾灸不仅能改善脂代谢，还可改善糖代谢。艾灸腹部相关穴位，对胃肠道平滑肌有着双向调节作用，同时对免疫系统也有着调节的作用。

【选 穴】神阙、中脘、关元、气海、足三里。

【操作方法】选用悬灸法，用艾条温和灸，每日灸 1 次，每次各灸 30min，3 个月为 1 个疗程。

【功 效】改善临床症状和胰岛素功能。

（二）糖尿病周围神经病变

艾灸联合其他疗法治疗可加快局部血液循环和物质代谢，减轻神经细胞缺血、缺氧程度，进而改善神经传导速度，缓解肢端疼痛麻木，改善氧化应激水平，调节神经传导功能。

【选 穴】足三里、三阴交、阳陵泉、曲池、合谷。

【操作方法】嘱患者取仰卧位，用生理盐水纱布清洁取穴部位局部皮肤，用干纱布擦干备用，应用 DAJ-10 多功能艾灸仪，将含有艾绒的护垫贴放在艾灸仪的导联上，固定在取穴点上，调节温度为 45℃（具体以患者耐受为度），每次 15min，每日 1 次，连续治疗 2 周。在治疗过程中，要加强观察患者皮肤情况，以确保患者安全，如患者感觉皮肤灼热，自诉不能耐受应立即停止操作。

【功　　效】加快局部血液循环和物质代谢，减轻神经细胞缺血、缺氧程度，进而提高神经传导速度，改善临床症状。

■ （三）糖尿病失眠

艾灸治疗糖尿病失眠可获得良好的疗效。艾灸可改善2型糖尿病失眠患者睡眠质量、生活质量方面具有明显疗效，且操作简单、成本低廉、无毒副作用，值得临床推广使用。

【选　　穴】神门、三阴交。

【操作方法】每日温和灸神门、三阴交两对穴位，艾条距穴位2~3cm，以患者局部不烫且感觉舒适调整艾条与皮肤之间的距离。每个疗程持续7d，连续治疗2个疗程。

【功　　效】艾灸治疗可以改善2型糖尿病患者的失眠症状，显著提高睡眠质量，艾灸治疗效果与灸治时间长短之间呈正相关的关系，适当延长灸治时间，有助于提高艾灸疗效，研究发现灸治时间为30min效果最佳。

■ （四）糖尿病便秘

糖尿病便秘增加糖尿病患者血糖控制的难度，加重神经、血管、眼病、肾病等并发症。长期便秘的老年人更容易诱发脑出血、肛裂、直肠癌、急性冠脉综合征。目前现代医学治疗上无特效药物，重度便秘需采用灌肠等排便方法，容易产生依耐性，严重影响患者生活质量。灸法副作用小，通过刺激局部穴位，可达到温通经络、调和气血的功效。能够改善患者便秘症状，降低便秘复发率。

【选　　穴】神阙、关元。

【操作方法】艾灸联合贴敷。①脐疗：取生大黄5g，用开塞露调和成一元硬币大小的稠糊状药饼，将药饼贴敷于患者脐处，以敷贴覆盖固定。每次持续贴敷6h，患者排便后取下，未排便者也需要取下，每日更换。②艾灸：取平卧位，将艾条点燃后火朝下分别放进灸盒两孔内，置于患者下腹部，两孔分别对准神阙、关元，可用绑带将艾灸盒固定在施灸部位，每次20min，每日1次。

【功　　效】润肠通便，改善症状。

■（五）糖尿病神经源性膀胱

艾灸干预糖尿病神经源性膀胱有较好的康复疗效。艾灸可以提高糖尿病神经源性膀胱的临床显效率、临床总有效率和减少患者膀胱残余尿量。艾灸可以通过温通经络、温肾养经、调理气血、补气治本、温补肾气、增进膀胱气化来改善膀胱功能。艾灸可通过温热刺激促进局部血液循环、兴奋膀胱括约肌、增强膀胱收缩能力，减少患者的膀胱残余尿量。

【选　　穴】神阙、关元、气海、中极。

【操作方法】在神阙上铺厚 0.2~0.3cm 生姜薄片，上面放置
　　　　　　点燃的艾炷（或采用艾灸盒），以患者自觉
　　　　　　局部有温热感为宜，当患者觉灼痛感时微微
　　　　　　提起姜片或者更换艾炷继续治疗，每次治疗
　　　　　　30min，每日 1 次，持续治疗 2 周。

【功　　效】改善小便不利症状，减少膀胱残余尿量。

■（六）糖尿病足

糖尿病足（diabetic foot，DF）属于"脱疽"范畴，由
热毒蕴结、瘀血阻络所致，治疗应以活血化瘀、清热解毒
为主。有研究表明，艾灸可借助热力作用疏通经脉，加速
创面血液循环，促进 DF 创面愈合。

【选　　穴】八风、三阴交、足三里、涌泉、昆仑、太溪、
　　　　　　太冲、照海、巨虚、解溪。

【操作方法】点燃艾条的一端，依次对准上述穴位，以距
　　　　　　皮肤 2~3cm 为宜，确保艾灸处皮肤有温热
　　　　　　感而不至灼伤，每个穴位艾灸 3min，总艾
　　　　　　灸时间为 15~30min，每日 1 次，2 周为 1 个
　　　　　　疗程。

【功　　效】温阳活血，促进创面愈合，降低炎症水平。

■ （七）糖尿病性胃轻瘫

　　艾灸治疗糖尿病性胃轻瘫，不仅可以改善临床症状，还可提高胃收缩频率、胃排空率，降低胃排空时间。运用数据挖掘技术对针灸治疗糖尿病性胃轻瘫的选穴规律进行分析（图4-1），发现针灸治疗糖尿病性胃轻瘫的核心用穴为中脘、梁门、足三里、三阴交 4 个腧穴。中脘、梁门为近端取穴，两穴合用，可调理脾胃、理气降逆；足三里、三阴交为远端取穴，两穴合用，可健脾益胃、调畅气机。4个核心用穴合用可健脾理气、和胃降逆以有效治疗 DGP。

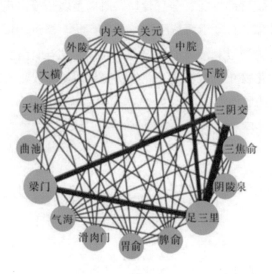

图 4-1　治疗糖尿病胃轻瘫腧穴配伍关联网络图
注：圆越大表示越核心，线条越粗表示两个穴位的关联度越强

【选　　穴】足三里、中脘、天枢、神阙。

【操作方法】每日施温灸1次，每次温灸20min，5d为1个疗程，连续治疗2个疗程。

【功　　效】艾灸联合综合疗法，可提升胃排空率，改善患者临床症状。

■（八）糖尿病骨质疏松症

糖尿病骨质疏松症（diabetes osteoporosis，DOP）是一种全身性代谢性疾病，表现为周身乏力、腰膝酸软、关节肿痛、腰背部疼痛、全身骨痛、肌肉萎弱，或出现持续性肌肉钝痛、行动迟缓或受限等临床症状，严重者可发生骨折。艾灸通过刺激肾俞、脾俞等穴位达到补肾健脾、温经通络、化瘀止痛的功效。此外，艾灸能显著改善骨质疏松症患者的肢体疼痛、乏力、腰膝酸软等临床症状。

【选　　穴】①主穴：肾俞。②配穴：脾俞、腰阳关、命门、至阳。

【操作方法】嘱咐患者采取俯卧位，点燃艾条，距离皮肤约5cm，对准所选穴位，灸至皮肤感受温热且扩散至周围，停止操作。每日上午进行1次治疗，每个穴位操作时间为10~15min。

【功　　效】缓解患者肢体乏力、腰腿疼痛、腰膝酸软等症状，提高患者骨密度，降低中医证候积分。

■（九）糖尿病肾病

艾灸通过艾条燃烧后的热力催发药效，促使药力直达穴位，从而实现温经通络、活血化瘀的效果，在一定程度上缓解疾病进展，提升疗效。另一方面，艾灸对血液流变学、血脂、血糖异常有明显的调节效果，有效预防糖尿病血管病变发展，有效预防或降低患者发生水肿。

1. 改善糖尿病肾病水肿

【选　　穴】水分（泻法）、气海（泻法）、关元（补法）、足三里（补法）、涌泉（补法）。

【操作方法】取准穴位后实施艾灸，施泻法即在艾灸以后不去按压施灸的部位，施补法即施灸后立即、快速地按住施灸的穴位，待余焰热感继续透入穴内。艾灸至局部皮肤稍起红晕为止，每个穴位艾灸 5min。灸后彻底熄灭，清洁局部皮肤。每日 1 次。

【功　　效】对糖尿病肾病水肿有一定改善作用。

2. 改善糖尿病肾脏功能

【选　　穴】肾俞、膈俞。

【操作方法】用清艾条行温和灸法，每穴每次 15min。每日 1 次，每周 6 次，2 周为 1 个疗程，共治疗 2 个疗程。

【功　　效】对糖尿病肾病有很好改善症状，并能降低尿白蛋白排泄率（urinary albumin excretion rates, UAER）和一氧化氮（NO）水平。

■ （十）糖尿病眼肌麻痹

糖尿病眼肌麻痹属中医学"风牵偏视、视歧、坠睛"等范畴。艾灸有温经散寒、行气通络作用。艾灸时产生的红外辐射可为机体细胞的代谢活动、免疫功能提供必需的能量，也给缺乏能量的病态细胞提供活化能，而艾灸施于穴位，其近红外辐射具有较高的穿透能力，可通过经络系统更好地将能量送至病灶而起作用。艾燃烧生成物有清除自由基作用，其中的抗氧化物质附着于穴位处皮肤，通过灸热渗透入体内而起作用。现代医学认为，艾灸能提高神经生长因子含量，促进周围神经保护，还能提高神经系统兴奋性，改善局部血液循环，改善肌肉营养，保持肌肉正常代谢，使麻痹的肌肉收缩加强。

【选　　穴】①主穴：球后、瞳子髎、丝竹空、光明、合谷、三阴交、风池、血海。②配穴：动眼神经受累配取攒竹、承泣、四白、睛明、鱼腰，外展神经受累配取翳明、养老。

【操作方法】艾灸联合五官超短波治疗。点燃专用艾条，在以上穴位距皮肤5cm处实施回旋灸，以皮肤红润且有温热感即可，防止烫伤患者。每次治疗20~30min，每日1次。

应用五官超短波电疗机治疗仪，两极分别置于两侧翳风，微热（Ⅱ档），25~30mA，照射 15~20min。每日治疗 1 次。2 组均 10 次为 1 个疗程，每个疗程结束后休息 2~3d，治疗 3 个疗程。嘱患者多做眼外肌功能矫正训练，以助恢复。

【功　　效】改善患者眼球运动度、复视角度及临床症状，缩短治愈时间。

三、操作方法

■（一）艾条悬灸法

术者手持艾条，将艾条的一端点燃，直接悬于施灸部位之上，距皮肤 2~3cm，使热力较为温和地作用于施灸部位（图 4-2）。分为温和灸、回旋灸、雀啄灸、热敏灸等。

1. 温和灸

该法又称温灸法，是指将艾条燃着端与施灸部位的皮肤保持一定距离，在灸治过程中使患者只觉有温热而无灼痛的一种艾条悬灸法。

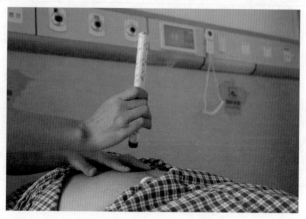

图 4-2　艾灸疗法——悬灸法

2. 回旋灸

该法又称熨热灸法，是指将燃着的艾条在穴区上方作往复回旋的移动的一种艾条悬灸法。本法能给予较大范围的温热刺激。

3. 雀啄灸

该法指将艾条燃着的一端在施灸部位上做一上一下忽近忽远的一种灸法，形如雀啄。此法热感较其他悬灸法为强，多用于急症和较顽固的病证。

4. 热敏灸

该法采用艾条温和灸的方法，在人体热敏点上施灸治疗。区别于传统悬灸疗法，热敏灸选择的是热敏穴，特别注重灸感感知和有效作用灸量。艾灸热敏点能激发人体的经络反应，产生热感深透、扩散、传导甚至酸麻重胀等感觉，使经络疏通，经气传导，"气至病所"，从而大幅度提高艾灸疗效。

■（二）艾炷灸法

1. 直接灸法（图 4-3）

（1）无瘢痕灸：首先在穴位皮肤局部可以先涂增加黏附或刺激作用的液汁，如大蒜汁、凡士林、甘油等，然后将艾炷粘贴其上，自艾炷尖端点燃艾炷。在艾炷燃烧过半，局部皮肤潮红、灼痛时术者即用镊子移去艾炷，更换另一艾炷，连续灸足应灸的壮数。因此法刺激量轻且灸后不引起化脓、不留瘢痕，故称为非化脓灸法（无瘢痕灸）。

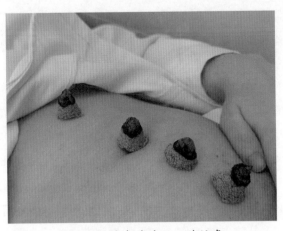

图 4-3 艾灸疗法——艾炷灸

（2）瘢痕灸：在艾炷燃烧过半，局部皮肤潮红、灼痛时术者用手在施灸穴位的周围轻轻拍打或抓挠，以分散患者注意力，减轻施灸时的痛苦。待艾炷燃毕，即可以另一艾炷粘上，继续燃烧，直至灸足应灸的壮数。因此法刺激量重，局部组织经灸灼后产生无菌性化脓现象（灸疮）并留有瘢痕，故称为化脓灸法（瘢痕灸）。

2. 间接灸法

将选定备好的中药材放置灸处，再把艾炷放在药物上，自艾炷尖端点燃艾炷；灸至局部皮肤潮红或受术者稍感疼痛时，可将间隔药材稍上提，使之离开皮肤片刻，旋即放下，再行灸治，反复进行。需刺激量轻者，在艾炷燃至 2/3 时即移去艾炷，或更换另一艾炷续灸，直至灸足应灸的壮数；需刺激量重者，在艾炷燃至 2/3 时，术者可用手在施灸穴位的周围轻轻拍打或抓挠，以分散受术者注意力，减轻施灸时的痛苦，待艾炷燃毕，再更换另一艾炷续灸，直至灸足应灸的壮数，根据情况一般每穴可灸 3~7 壮。

（1）隔姜灸：取生姜一块，沿生姜纤维纵向切取，切成厚 0.2~0.5cm 的姜片，大小可据穴区部位所在和选用的艾炷的大小而定，中间用三棱针穿刺数孔。施灸时，将其放在穴区，置大或中等艾炷放在其上，点燃。待患者有局部灼痛感时，略略提起姜片，或更换艾炷再灸。一般每次灸 5~10 壮，以局部潮红为度。灸毕用正红花油涂于施灸部位，一是防皮肤灼伤，二是能增强艾灸活血化瘀、散寒止痛的功效。

（2）隔盐灸：取纯净干燥之细白盐适量，可炒至温热，纳入脐中，使与脐平。如患者脐部凹陷不明显者，可预先置脐周一湿面圈，再填入食盐。如须再隔其他药物施灸，一般宜先填入其他药物（药膏或药末），再放盐。然后上置艾炷施灸，至患者稍感烫热，即更换艾炷。为避免食盐受火爆裂烫伤，可预先在盐上放一薄姜片再施灸。一般灸3~9壮，但对急性病证则可多灸，不拘壮数。

（3）隔蒜灸：分隔蒜片灸和隔蒜泥灸两种。隔蒜片灸，取新鲜独头大蒜，切成厚0.1~0.3cm的蒜片，用针在蒜片中间刺数孔，放于穴区，上置艾炷施灸，每灸3~4壮后换去蒜片，继续灸治。隔蒜泥灸，以新鲜大蒜适量，捣如泥膏状，制成厚0.2~0.4cm的圆饼，大小按病灶而定，置于选定之穴区按上法灸之，但中间不必更换。

3. 温灸器灸法

（1）灸架灸法：将艾条点燃后插入灸架顶孔，对准穴位固定好灸架；施术者或受术者可通过上下调节插入艾条的高度以调节艾灸温度，以受术者感到温热略烫可耐受为宜；灸毕移去灸架，取出艾条并熄灭。根据情况一般每穴可灸30min，每日1~2次。

（2）灸盒灸法：将灸盒安放于施灸部位的中央，点燃艾条段或艾绒后，置放于灸盒内中下部的铁纱上，盖上盒盖。灸至受术者有温热舒适无灼痛的感觉、皮肤稍有红晕为度。

如受术者感到灼烫，可略抬起灸盒，使之离开皮肤片刻，旋即放下，再行灸治，反复进行，直至灸足应灸量；灸毕移去灸盒，取出灸艾并熄灭灰烬。根据情况一般每穴可灸15~30min，每日1~2次。

4. 温针灸灸法

针刺与艾灸相结合的一种方法，又称针柄灸。即在留针过程中，将艾绒搓团捻裹于针柄上点燃，通过针体将热力传入穴位。每次燃烧枣核大艾团1~3团。本法具有温通经脉、行气活血的作用，适用于寒盛湿重，经络壅滞之证，如关节痹痛，肌肤不仁等。

四、注意事项

■ （一）禁忌证

（1）颜面、心前区、大血管部和关节、肌腱处、乳头、外生殖器官不宜直接灸。

（2）中暑、高血压危象、肺结核晚期大量咯血、高热、抽搐、恶病质等不宜使用灸法。

（3）妊娠期妇女腰骶部和少腹部禁灸。

■（二）注意事项

（1）艾灸火力先小后大，灸量先少后多，程度先轻后重，以使受术者逐渐适应。艾灸部位如在头面胸部、四肢末端皮薄而多筋骨处，灸量宜小；在腰腹部、肩及两股等皮厚而肌肉丰满处，灸量可大。凡体质强壮者，灸量可大；体质虚弱、老年和小儿受术者，灸量宜小。

（2）直接灸操作部位应注意预防感染。

（3）注意晕灸的发生。若发生晕灸应立即停止艾灸，使受术者头低位平卧，注意保暖，轻者一般休息片刻或饮温开水后即可恢复；重者可掐按人中、内关、足三里即可恢复；严重时按晕厥处理，对症采取急救措施。

（4）受术者在精神紧张、大汗后、劳累后或饥饿时，不宜应用灸法。

（5）注意防止艾灰脱落或艾炷倾倒而烫伤皮肤或烧坏衣被。尤其幼儿受术者更应认真守护观察，以免发生烫伤。艾条灸毕后，应将剩下的艾条套入灭火管内或将燃头浸入水中，以彻底熄灭，防止再燃。如有绒灰掉落床上，应清扫干净，以免复燃烧坏被褥等物品。

■（三）异常反应及处理措施

（1）施灸后，皮肤多有红晕灼热感，不需处理，可自行消失。

（2）灸后如对表皮基底层以上的皮肤组织造成灼伤可

发生水肿或水疱；如破坏皮肤底层或真皮组织，可发生水肿、溃烂、体液渗出，形成局部无菌性化脓，甚至形成局部化脓性感染，应局部消毒和外用抗炎药物，必要时需要前往医院处理。

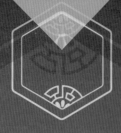

第五章

糖尿病 中药熏洗疗法

一、概述

中药熏洗（浴）疗法最早记载于《五十二病方》，用于痈症和痔漏等疾病的治疗。秦汉时期，应用逐渐广泛并且形成初步理论体系，《黄帝内经》载曰："其有邪者，渍形以为汗"等。清代《理瀹骈文》认为："熏蒸渫洗之能汗，凡病之宜发表者，皆可以此法。"中药熏洗（浴）疗法作为一种用药形式，因其疗效明显，依从性好，成本低廉，故而在临床广泛应用。

中药熏洗疗法是中医传统外治方法之一，清代医家吴师机对药物熏洗进行了深入系统的阐述，认为其基本作用为"枢也，在中兼表里者也，可以转运阴阳之气也"，"最妙，内外贯通在此"。中药熏洗疗法通过热蒸汽和药液对肢端的熏蒸和浸泡，使腠理顿开，毛细血管扩张，血流增快，药力经肌肤腠理直达病所，从而促进局部血液循环，起到疏通经络、调合气血、活血止痛的作用。

二、应用

近年来越来越多的临床研究显示，中药熏洗疗法对于治疗或辅助治疗糖尿病及糖尿病周围神经病变、糖尿病足等并发症，能在控制血糖水平效果良好的同时，对并发症治疗效果显著。该法有无副作用、安全性高、价格低廉、操作简单等特点，不失为临床治疗糖尿病的好方法。

■ （一）糖尿病足

临床治疗糖尿病足的常用熏洗中药多具有活血止痛、舒筋通络之效。目前用于临床治疗糖尿病足的中药熏洗方药相对比较集中，在理法方药上关联性较高，活血通络药、清热利湿药、行气止痛药等为首选核心药物。对治疗糖尿病足的 95 首中药熏洗方中 135 味药物的频次进行统计，应用频次在 10 次以上的药物有 27 味，常用药物见表 5–1。

表 5–1　糖尿病足的中药熏洗处方中药物频次分布
（频次 > 10 的中药）

排序	中药	排序	中药
1	红花	7	川芎
2	桂枝	8	透骨草
3	鸡血藤	9	桃仁
4	当归	10	黄柏
5	赤芍	11	延胡索
6	川牛膝	12	威灵仙

排序	中药	排序	中药
13	伸筋草	16	苦参
14	制川乌	17	木瓜
15	路路通	18	独活

1. 糖尿病足未溃期熏洗

● 益气活血熏洗方

【药　　物】生黄芪 20g，牛膝 15g，威灵仙 20g，制附
片 10g，细辛 6g，川芎 10g，桂枝 10g，川椒
10g，丹参 10g。

【操作方法】上药水煎取汁，每袋 300ml，应用时 300ml 加
水稀释至 4000ml 置于足浴器内，先热气熏蒸
患处，待水温至 38~42℃即浸没患处（下肢
于膝关节下 1/3，上肢于肘关节下 1/3），每
日 1 次，每次 30min。应注意避免烫伤，每次
熏洗后立即用柔软毛巾擦干，并注意保暖。
肢端皮肤过敏、破溃者禁用。

【功　　效】益气活血通阳。

● 清热化湿熏洗方

【药　　物】生大黄 10g，土茯苓 15g，蒲公英 30g，紫花

地丁 30g，马勃 20g，延胡索 10g，连翘 20g，
黄精 10g。

【操作方法】同益气活血熏洗方。

【功　　效】清热解毒化湿。

● 温阳生肌熏洗方

【药　　物】炙黄芪 20g，金银花 20g，全当归 6g，皂角刺
10g，雄黄 5g，甘草 6g，乳香 6g，没药 6g，
生白芍 10g，丹参 10g，枯矾 10g。

【操作方法】同益气活血熏洗方。

【功　　效】温阳健脾生肌。

2. 糖尿病足中药湿渍术

将含有中药药液的敷料（纱布或棉垫）湿敷或泡洗患
处的中医技术，适用于疮面周边或疮面未溃破者。

【药　　物】复方黄柏液涂剂：黄柏 10g，连翘 10g，金银
花 30g，蒲公英 30g，蜈蚣 1 条。

【操作方法】煎水湿渍外敷创面。

【功　　效】清热解毒，祛腐生肌，消肿止痛。

【适 应 证】糖尿病足溃疡湿热毒蕴证。

■ （二）糖尿病周围神经病变

对糖尿病周围神经病变主要用药进行频次分析（表
5-2），总共涉及药物 1336 味，用药以红花为最多，其次

为桂枝、透骨草、川芎、牛膝、黄芪、当归、伸筋草、赤芍、艾叶。红花、川芎、牛膝为活血化瘀药，具有活血化瘀止痛的功效。温经散寒、舒筋通络、活血祛瘀止痛为其基本的组方原则。

表 5-2　糖尿病周围神经病变的用药频次分布
（使用频次前 22 位的药物）

排序	中药	所属类别	排序	中药	所属类别
1	红花	活血化瘀药	12	丹参	活血化瘀药
2	桂枝	解表药	13	乳香	活血化瘀药
3	透骨草	祛风湿药	14	花椒	温里药
4	川芎	活血化瘀药	15	鸡血藤	活血化瘀药
5	牛膝	活血化瘀药	16	威灵仙	祛风湿药
6	黄芪	补虚药	17	苏木	活血化瘀药
7	当归	补虚药	18	桃仁	活血化瘀药
8	伸筋草	祛风湿药	19	木瓜	祛风湿药
9	赤芍	清热药	20	川乌	祛风湿药
10	艾叶	止血药	21	草乌	祛风湿药
11	没药	活血化瘀药	22	细辛	解表药

1. 糖尿病周围神经病变外洗方验方

● 温经通络外洗方

【药　　物】当归 10g，桃仁 10g，红花 20g，川牛膝 10g，威灵仙 10g，桂枝 20g，鸡血藤 30g，花椒 20g。

【操作方法】同益气活血熏洗方。

【功　　效】温经散寒，通络止痛，可改善糖尿病周围神经病变凉、麻、痛。

【适 应 证】糖尿病周围神经病变阳虚寒凝证。

● 糖痛外洗方

【药　　物】透骨草 30g，桂枝 10g，川椒 30g，艾叶 10g，木瓜 30g，苏木 20g，红花 10g，赤芍 10g，川芎 15g，川乌 10g，草乌 10g，麻黄 10g，白芥子 10g。

【操作方法】同益气活血熏洗方。

【功　　效】温经活血，宣痹通络，缓急止痛。

【适 应 证】适用于各种证型，对阳虚寒凝血瘀证尤为适宜。

2. 糖尿病周围神经病变手部感觉异常

【药　　物】牛膝、桂枝、红花、当归、制川乌、细辛、苏木、艾叶、制草乌、花椒、伸筋草、透骨草、路路通、络石藤、海桐皮、泽兰各 20g。

【操作方法】将上述药材浸泡 0.5h 后用水煎煮取 2~3L，先用热气熏蒸患者手部，过程中适当转换手心手背；用温度计测量出合适温度（40~50℃）后，开始手浴，在过程中逐步倒入热水，浸泡双手 30min 左右（过程中倒入的热水不超过50℃），每日1次。

【功　　效】活血化瘀，通脉止痛。促使其局部血液循环，加快营养代谢，外用避免消化道刺激，减轻肝肾负担。

■ （三）糖尿病合并真菌性阴道炎

糖尿病合并真菌性阴道炎可由外部炎症发展而来，更多为内环境紊乱所致。高血糖可导致患者阴道内环境改变，自净能力下降而发生炎症。糖尿病合并真菌性阴道炎的复杂性及反复性对该病的治疗提出了新的要求。熏洗方法是一种把药物先水煎好或者用开水浸泡好后，趁热熏蒸，之后用药液将患部清洗干净的治疗方法，操作简便，在常规治疗并严格监控血糖情况下采用中药熏洗疗法治疗，有利于提高疗效，提高患者生活质量。

【药　　物】蛇床子10g，白鲜皮10g，苦参20g，黄柏20g，艾叶10g，川椒10g，薄荷10g，苍术15g，紫花地丁15g，荆芥15g，防风15g。

【操作方法】加水 2.5L，文火煮沸 20min 后除去渣滓取上汁，加入 1g 冰片，趁热熏蒸，温度合适时坐浴并清洗外阴。

【功　　效】清热燥湿，祛风止痒，改善糖尿病合并阴道
　　　　　　炎瘙痒、烧灼感、小便疼痛等症状，改善炎症。

■ （四）糖尿病合并肛周病变

糖尿病患者因菌群紊乱或免疫功能改变更容易继发感
染，其中肛周感染较为常见。同时持续高血糖可能阻碍创
伤部位蛋白合成，导致术后创面愈合缓慢。

1. 糖尿病合并肛瘘熏洗验方

【药　　物】苦参15g，黄柏15g，蛇床子15g，地肤子15g，
　　　　　　花椒15g，苏木15g，白芷15g，马齿苋20g，
　　　　　　败酱草20g，红花6g，甘草片3g。

【操作方法】上述药物加沸水1L浸泡30min，再煎煮30min，
　　　　　　每日睡前熏洗12min后坐浴15min，注意温度
　　　　　　不宜太高，最后包扎覆盖创面。

【功　　效】凉血散瘀，消肿生肌，清热解毒。促进患者
　　　　　　肛瘘病情恢复，还能调节肛门内外盆底肌、
　　　　　　括约肌，对肛肠动力学水平具有一定改善
　　　　　　作用。

2. 糖尿病合并肛周脓肿坐浴外洗方

【药　　物】苦参30g，黄柏20g，蒲公英20g，紫花地丁
　　　　　　15g，生地黄15g，生大黄10g，芒硝10g。

【操作方法】饮片水煎，取药水于清洁盆中，温度高时用水蒸气熏蒸伤口处，待温度可耐受时进行坐浴，总时长 20~30min，坐浴后以生理盐水冲洗创腔，消毒后以杀菌棉纱填充，连续 2 周。

【功　　效】清热解毒，收敛止血，能促进创面愈合，减少创面分泌物和促进创口肉芽组织的形成。

■ （五）糖尿病失眠

对糖尿病患者的失眠治疗，口服促睡眠药物会出现一定的依赖性，甚至会导致抑郁、反应迟钝、记忆力衰退等。中药熏洗足浴，对糖尿病伴发失眠不但有保健作用且疗效确切，其方便、舒适，易被患者接受并坚持使用。同时，应需严格评估糖尿病患者对足浴方法的掌握能力，避免对水温把握不准引起烫伤，或误服汤剂，杜绝安全事件的发生。

【药　　物】红藤、艾叶、酸枣仁、远志、当归各 20g。

【操作方法】患者睡前 30min 予 2L 以上开水浸泡足浴药包 1 包（药包不可打开）至少 30min，直至水温凉至 35~40℃，水温超过 40℃则继续放凉，水温低于 35℃可加少许开水，用水温计测试好温度后开始浸泡双足。药液需没过足踝，浸泡时间为 20~30min。

【功　　效】益气养阴，活血通络，安神补气。

■ （六）糖尿病复发性尿路感染

中药熏洗联合常规疗法治疗女性糖尿病复发性尿路感染，可迅速缓解患者尿频、尿急、尿痛、小便灼热、小腹不适的症状，用药安全，价格低廉。

【药　　物】黄柏 30g，瞿麦 30g，地肤子 30g，苦参 30g，土茯苓 30g，花椒 20g。

【操作方法】将上述药品一包煎煮 2 次，一次 500ml 药液用木盆装，先进行熏洗或湿敷，水温控制在 30~40℃，熏洗 5~10min。连续治疗 7d。

【功　　效】清热利湿通淋。现代的诸多药理研究也显示，方中的药物具有改善血管通透性、干预炎症因子和抑菌的重要作用，对于治疗和防护复发性尿路感染有重要作用。

■ （七）糖尿病视网膜病变

糖尿病视网膜病变，即消渴目病，是糖尿病临床常见的严重微血管并发症之一。而在治疗过程中，除了内服药物外，熏洗等外治疗法，具有方法简单、可操作性强等优点。中药熏洗可以通过热水的热力促进眼部血液循环，同时也使药物因子易于吸收。当水温适宜时，部分药物成分与眼部皮肤接触，使药物成分得到充分吸收，在临床上常采用中药熏洗治疗单纯型糖尿病视网膜病变。

【药　　物】野菊花 30g，防风 20g，荆芥 20g，薄荷 20g，

蝉蜕 25g，密蒙花 20g，玄参 30g，生地黄
10g，麦冬 10g，石斛 10g，丹参 20g，女贞子
10g，川芎 10g，红花 10g，三七 10g，葛根
20g。

【操作方法】将上药打碎成末，用透水、防漏的布包紧，
放入煎锅中文火熬成汤液，将汤液倒入壶中，
壶口放置自制冷却管，使蒸汽从管中放出，
熏蒸眼部。待壶体温度适宜时，将中药液倒
入盆中，用药液清洗眼部。最后将布包取出，
仰卧或半卧，将布包放置眼部。一般熏蒸时
间为 10~15min，清洗眼部 3~5min，放置药
包 15~20min，每日 1 次，2 周为 1 个疗程。

【功　　效】疏风清热，明目退翳。

■ （八）糖尿病皮肤瘙痒

皮肤瘙痒为糖尿病常见并发症，血糖长期控制不佳的
患者更为常见。其发病机理较为复杂，患者长期处于高血
糖状态，对皮肤组织造成了刺激，加之皮肤长期处于脱水
状态，过于干燥引发了感染，也与末梢神经损伤、感觉异
常密切相关。中医外洗在皮肤病中应用十分广泛，可使药
物直达病灶，较迅速地缓解患者临床症状。

【药　　物】消风散加减方：生地黄 20g，当归 18g，荆芥
10g，防风 10g，地肤子 20g，苦参 15g，白鲜

皮 20g，白蒺藜 20g。

风盛者加白花蛇、蜈蚣，血瘀者加桃仁、红花，湿热者加苍术、土茯苓、知母，血热者加牡丹皮、紫草，血虚者加制何首乌、白芍。

【操作方法】上药 1 剂，加水 7500ml，煎成 2500ml 药液，去渣，将药液置于药液槽内，设定熏蒸温度为 38℃，患者平躺于熏蒸舱内，并每 5min 改变体位 1 次或熏蒸患处局部。熏蒸治疗时间一般为 30min，每日 1 次，7d 为 1 个疗程。间隔 2d 后可进行下一个疗程。

【功　　效】滋阴降火，祛风止痒。

三、操作方法

■ （一）熏洗前准备

1. 用药前评估

询问患者既往史、药物过敏史及熏洗局部皮肤状况等；若局部有伤口，需用碘伏清洁。熏洗（浴）疗法禁止空腹、餐前、餐后 30min 内熏洗，一般以餐后 1~2h 进行为佳。

2. 用药前准备

（1）备好熏洗所需器物。若为眼部熏洗，应备消毒纱布。

（2）熏洗（浴）剂的制备应辨病与辨证相结合，配备熏洗用药。药液要在洁净、常温环境中制备。熏洗饮片加水浸泡 30min 后煎煮，加水量以超过药面 3~5cm 为宜。武火煮沸后转文火煮 20~30min，收集药液，备用，也可将相应中药配方颗粒用沸水直接溶解后供熏洗用。药液质量浓度需在医师指导下根据病情状况进行确定。

■ （二）操作流程

1. 熏洗方法

（1）坐浴法：选择专用木盆进行熏洗。先将药液加入已消毒的坐浴盆中，药量以能全部浸泡患处为宜，将患处对准木盖上的孔进行熏蒸，一般熏蒸 10~20min。待温度降至 36~40℃后，缓慢坐入盆中，浸洗 10~20min。擦干患处后更换干净衣裤，卧位静养，也可采用自动熏洗椅熏洗，原液通过蒸汽雾化（图 5-1）。

（2）手熏洗法：选择日常所用脸盆进行熏洗。将药液加入已消毒的脸盆中，药量以全部浸泡患处为宜。将患肢（手）放于脸盆上方并用浴巾覆盖患肢及脸盆进行熏蒸，一般熏蒸 10~20min。待温度降至 38~45℃时，撤去浴巾，将患肢（手）浸泡药液中 20~30min。擦干并注意保暖避风。

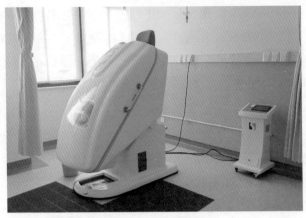

图 5-1 中药熏洗疗法

（3）足熏洗法：选择专用足浴盆进行熏洗。将药液加入已消毒足浴盆中，药量以全部浸泡患处为宜（药液高出患处 2~3cm）。将患足（下肢）放于盆上方，用浴巾覆盖，一般熏蒸 10~20min。待温度降至 38~42℃时，撤去浴巾，将患足（下肢）浸泡药液中 20~30min。擦干并注意保暖避风。

（4）全身熏洗法：选择浴桶进行全身熏洗。

2. 熏洗温度

糖尿病患者存在肢体感觉障碍等问题，需要适当降低药温进行熏蒸，其中浸洗温度可控制在 39~42℃。

3. 熏洗时间

一般熏蒸 10~20min，熏蒸后浸洗 20~30min，坐浴则应控制在 10~20min。在实际操作过程中需根据患者实际情况对熏洗时间进行适当调整，如对于体质虚弱、婴幼儿或其他特殊患者应适当缩短熏洗时间，可在 15~25min，但建议以汗出为佳，从而保证疗效。

四、注意事项

■ （一）禁忌证

（1）急性传染性疾病、出血性疾病、危重外科疾病、高血压患者血压不稳或血压偏高期、严重心肺疾病患者等禁止使用熏洗（浴）疗法。

（2）对于熏洗部位有破损、溃疡者慎用熏洗（浴）疗法（或在医师指导下进行）。

（3）女性经期、妊娠期、产褥期、盆腔器官急性炎症期禁止坐浴。

（4）青光眼、重症贫血、眼部出血性疾病、化脓形成局限性病灶疾病、恶性肿瘤患者禁用眼部熏洗。

■ （二）注意事项

（1）熏洗前应清洗熏洗部位，若熏洗局部存在破损，应停止熏洗。

（2）采用坐浴及全身熏洗（浴）疗法时，应提前排空大小便。

（3）熏洗结束及时擦干熏洗部位，注意保暖；及时补充水分，以免因出汗过多造成脱水；熏洗出汗后，禁止用冷水冲洗。

（4）整个疗程中，禁食生冷食物。

■ （三）异常反应及处理措施

（1）熏洗（浴）时应随时关注病人整体反应，关注面部神色和出汗情况等，一旦发现异常，立即停止熏洗；必要时及时咨询医护人员。

（2）熏洗时间过长，会出现患处皮肤红肿加重。一般可自行恢复，后续熏洗时应缩短时间、减少频率。

（3）在过饥或过饱状态下熏洗，会出现大汗淋漓、心慌、头晕、胸闷、低血糖休克等不适症状。应及时通风，注意卧床休息，头部略抬高 $15° \sim 20°$，并饮少许热水；若为低血糖休克，则立即掐点人中、百会、涌泉，喂以浓糖水，及时就医。

（4）熏洗局部可能会出现瘙痒、刺痛感、烧灼感等，或出现干燥性红斑、脱屑等皮肤过敏反应。症状轻者可自行恢复，重者应在医生指导下应用抗过敏药物。避免过度搔抓使皮肤造成破损而产生交叉感染。

（5）对于感觉障碍的患者、婴幼儿、老年患者，在熏洗过程中若不慎发生烫伤，出现红肿、水疱等现象，应立即用大量清水冲洗烫伤处，在医师的指导下外用湿润烧伤膏等，严重时应立即到医院就诊处理。

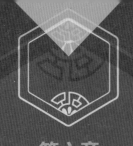

第六章

糖尿病
穴位注射疗法

概述

　　穴位注射疗法包括穴位注入药液（水针疗法）、注入血液（自血疗法）等。临床上以水针疗法最常见。自血疗法多用于皮肤病相关疾病，且操作要求较高，因此本章不做论述。

　　水针疗法是针灸疗法与西医学肌内注射方法相结合的产物。它是利用带有长针头的注射器具代替毫针刺入人体的穴位、痛点或敏感点，"得气"后再施行手法，将一定数量的大分子液体注入穴位，延长针刺作用，以达到改善腧穴局部血液循环，使经气流畅，代谢增加，营养增加，达到修复组织、治疗疾病的目的。

　　水针疗法临床运用广泛，凡是针灸治疗的适应证基本上都可以运用本法。通过将穴位刺激与药物药理作用有机结合，以充分发挥二者综合效能。同时该疗法对某些病证的治疗有特异疗效，适合在基层推广应用。

应用

　　近年来越来越多的临床研究表明，采用穴位注射治疗或辅助治疗糖尿病及糖尿病周围神经病变、视网膜病变等并发症具有独特优势，在控制血糖水平效果良好的同时，对并发症治疗效果显著，安全性高，临床使用越来越多，且越来越受患者认可。

■ （一）糖尿病周围神经病变

研究证据表明，穴位注射能提高糖尿病患者正中神经、尺神经及腓总神经传导速度，改善病人的临床症状体征。穴位注射疗法起效迟于电针，但效应维持时间更持久，对于肢端麻木症状的改善优于电针，对于疼痛症状的改善较电针不足。

● 灯盏细辛注射方案

【选　　穴】足三里、曲池、丰隆、阳陵泉。

【药　　物】灯盏细辛注射液、甲钴胺注射液。

【操作方法】常规消毒，然后垂直进针1~1.8cm，待得气后回抽，若无回血，将灯盏细辛注射液用注射器注入穴位，每穴0.5ml。联合静脉注射甲钴胺注射液，每次0.5mg。隔日治疗1次，每周3次，双侧穴位交替进行，4周为1个疗程。

【功　　效】益气健脾，活血舒筋，化痰通络，行痹止痛。灯盏细辛具有抑制血小板聚集、降低血液黏度等作用，通过穴位注射可使药物直达病所，有利于加快微血管血流速度，使微循环得到改善，从而调节局部代谢状态，促进周围神经功能恢复。

● 甲钴胺注射方案

【选　　穴】上肢取曲池、合谷，下肢取足三里、内庭。

【药　　物】银杏达莫注射液、甲钴胺注射液。

【操作方法】给予银杏达莫注射液 20ml ＋生理盐水 250ml，静脉滴注每日 1 次。甲钴胺注射液穴位注射，每日上下肢各选 1 穴，每穴注射甲钴胺注射液 0.5mg，30d 为 1 个疗程。

【功　　效】补充甲钴胺有利于糖尿病性周围神经病变损伤神经的修复，防止有髓鞘纤维变性和脱髓鞘，改善糖尿病周围神经病变的症状，增加神经传导速度。

■ （二）糖尿病肾病

【选　　穴】肾俞、中脘、足三里、京门。

【药　　物】红花黄色素注射液。

【操作方法】每穴用药 2ml，单侧注射，两侧交替进行，每日 1 次，30d 为 1 个疗程。

【功　　效】益气健脾，补肾益精，利尿消肿。红花黄色素的药理作用有降血脂、抗血栓、扩张血管、抗动脉粥样硬化、抗炎及免疫抑制等。多穴位配以红花黄色素可以改善糖尿病肾病患者肾脏血流动力学，改善肾小球硬化程度，缓解患者尿蛋白排出量，延缓肾脏功能进一步加重。

■ （三）糖尿病视网膜病变

目前激光光凝治疗仍是治疗糖尿病视网膜病变的主要治疗方法，但也存在其局限性，如可能造成视网膜永久性损害，导致视力下降、视野损伤、暗适应和对比敏感度下降等。穴位注射药物联合眼底激光光凝能明显提高各期糖尿病视网膜病变的治疗效果，且无副作用。

● 血栓通注射液验方

【选　　穴】①穴位组一：睛明（患侧）、太阳、四白，光明。
　　　　　　②穴位组二：承泣（患侧）、瞳子髎、球后，肝俞。

【药　　物】血栓通注射液。

【操作方法】患者仰卧位，局部皮肤常规消毒后，用无痛快速进针法将针刺入皮下，进针后缓慢提插捻转，待患者有酸、麻、胀等针感反应后，回抽针芯，如无回血即可注入药液。注射时一般以中速为宜，出针后用消毒棉签压迫片刻即可。每日1组穴位，两组穴位交替注射，每个穴位注射药液0.4ml，10d为1个疗程。

【功　　效】疏结，通络，明目，滋养肝肾。血栓通能缩短凝血时间、缩短凝血酶原时间、抑制血小板聚集、抗血栓形成、改善微循环、抗脂质过氧化、抗炎、抑制血管通透性增加，通过抗氧化作用和抑制细胞内钙超载而抑制细胞凋亡，可有助于激光治疗后的恢复。

（四）糖尿病性胃轻瘫

糖尿病性胃轻瘫是糖尿病最常见的消化系统并发症之一，是以胃动力下降、胃排空延迟为特点的一系列临床症候群，包括上腹饱胀、恶心、呕吐、厌食和营养不良等。现代医学目前暂无针对性特效药物。穴位注射属于针灸疗法之一，具有针刺效应、腧穴效应、药物效应的协同作用的优势，对糖尿病性胃轻瘫有较好疗效。

腹针联合穴位注射验方

【选　　穴】腹针取中脘、下脘、气海、关元、天枢、大横、外陵。穴位注射取足三里。

【药　　物】维生素 B_{12} 注射液。

【操作方法】患者取仰卧位，常规消毒后，选用薄氏腹针专用针灸针进行针刺。其中采用深刺手法的穴位为中脘、下脘、气海、关元，余穴采用常规针刺，不行提插，轻微捻转，不要求得气；留针20min，留针期间不行针，每日1次。穴位注射取穴足三里，予注射器抽取维

生素 B_{12} 注射液 2ml，常规消毒后予单侧注射，每日1次，交替取穴。

【功　　效】补气健脾，调和气血，通降胃气。腹针可对胃肠活动进行双向调节，既能促进胃肠蠕动，又可抑制胃肠过强活动；维生素 B_{12} 既能修复受损的神经细胞，又可营养神经，改善神经传导速度。

■ （五）糖尿病神经源性膀胱

糖尿病神经源性膀胱（diabetes neurogenic bladder，DNB）是糖尿病的并发症之一，其显著的特征为控制排尿功能的中枢神经系统受到损伤，从而引发患者排尿不畅、尿潴留等一系列的症状。对 DNB 患者实行降糖治疗、维生素治疗等并不能改善排尿不畅、尿潴留等症状。穴位注射疗法可促进神经再生兼以调节膀胱神经功能，因此得到了广泛关注。

● 黄芪注射液验方

【选　　穴】关元、三阴交、膀胱俞、肺俞。

【药　　物】黄芪注射液、甲钴胺注射液。

【操作方法】穴位皮肤常规消毒后，用注射器分两次抽取黄芪注射液 10ml，缓慢进针约 2/3，有针感时回抽无血后缓慢注入药液，关元、膀胱俞每穴注入 2ml，其余每穴注入 1ml，拔出针后，用消毒干棉签轻压局部以防出血。联合甲钴胺注射液 0.5mg 肌内注射。每日治疗 1 次，10d 为 1 个疗程，1 个疗程结束后间隔 3~5d 进行下一个疗程，共治疗 3 个疗程。

【功　　效】健脾益肾，活血化瘀，益气行水。黄芪注射液是纯中药黄芪的提取物，具有益气、利水、健脾益肾、扩张血管改善微循环的作用，还有明显的肾脏保护作用，并有相应的形态学修复作用，可促进神经再生兼以调节膀胱神经功能。

【注意事项】穴位注射前嘱患者反复用力利用腹压排尿，每次排尿时间不少于 5min。

■ （六）糖尿病泌汗异常

糖尿病泌汗异常是糖尿病常见并发症之一，属于糖尿病周围神经病变的范畴，主要由支配汗腺分泌的交感神经冲动异常引起。临床主要表现为汗出异常，上半身尤其是面部及胸部大量汗出。穴位注射不仅能发挥药液对穴位的刺激作用，还能调整经络的气血运行，起到改善局部血液循环、营养神经作用。

● 复方丹参注射液联合维生素穴位注射

【选　　穴】足三里、三阴交、合谷、阴郄。

【药　　物】维生素 B_1 100mg（2ml）、维生素 B_{12} 0.5mg

（2ml）混合，复方丹参注射液。

【操作方法】穴位常规消毒，用注射器直刺 13~40mm，有酸胀感后回抽无血，再缓慢将药液注入穴位。左侧注入维生素 B_1 与维生素 B_{12} 混合液，右侧注入复方丹参注射液，每穴 1ml，退针后用消毒干棉球按压片刻。每日 1 次，每次注射一侧穴位，两侧穴位交替注射，7d 为 1 个疗程，疗程间休息 3d。

【功　　效】健脾滋阴，调和营卫。复方丹参注射液具有活血化瘀作用，能改善微循环障碍、改善血液流变学、抗凝血、抗炎、耐缺氧等；维生素 B_1、维生素 B_{12} 参与核酸、蛋白质及卵磷脂的合成，促进髓鞘的形成和轴突再生，2 种药液均能有效地改善神经病变的症状。

■（七）糖尿病眼肌麻痹

糖尿病眼肌麻痹是一种糖尿病周围神经病变，现代医学多采用血管扩张剂和 B 族维生素治疗。穴位注射通过药物与针刺的作用，直接刺激穴位，产生针感，发挥疗效，因药物停留穴位时间较长，对穴位有温和持久的刺激，可使针感持续沿经络循行，疏通经气，直达病理组织器官，使针刺效应与药物作用相互协同，达到双重治疗的效果。在常规眼科治疗的基础上，对糖尿病眼肌麻痹的患者进行穴位注射加针刺治疗能有效的改善患者症状，有利于患者的康复。

【选　穴】内直肌麻痹选取攒竹、四白；外直肌麻痹选取丝竹空、太阳、瞳子髎；上直肌麻痹选取阳白、攒竹；下直肌麻痹选取四白、太阳；上斜肌麻痹选取攒竹、太阳；远端取穴：曲池、合谷、足三里、太冲。

【药　物】复方当归注射液（当归、川芎、红花 3 味中药精制而成的灭菌水溶液）。

【操作方法】穴位注射复方当归注射液加针刺治疗。①针刺选穴：根据眼肌麻痹情况取穴，针刺手法宜轻柔，不捻转提插，得气即可。远端均双侧取穴，平补平泻，留针 30min。②穴位注射：以上各穴眼周患侧取穴，远端双侧取穴，各穴交替使用，每次 2~4 个穴位，每穴注入 0.3~0.5ml 药液。穴位注射与针刺均每日 1 次，治疗 5d 休息 2d，10d 为 1 个疗程，治疗 1~3 个疗程。

【功　效】补血行气，滋阴，补益肝肾。

■ （八）糖尿病足

中医学认为糖尿病足以瘀血阻络，经络不通为主要病机。中药穴位注射可通过皮肤毛孔、腧穴等直接吸收，进入微血管快速布散全身，直接渗入组织间隙，增加抗炎因子的释放，促进坏死组织消失，促进创面愈合。

【选　　穴】足三里或阳陵泉。

【药　　物】红花注射液。

【操作方法】以一次性注射器抽取红花注射液，取一侧足三里或阳陵泉以碘伏常规皮肤消毒后，垂直刺入皮下继续进针，有酸胀感或轻微痛感后回抽针芯确认无回血再缓缓注入药液，一般会出现胀痛感加重并向足部发散。注药完毕徐徐出针以消毒干棉球迅速按压针孔以防出血，另一侧穴位注射法相同。一侧足三里与阳陵泉隔日交替取穴，10d 为 1 个疗程。

【功　　效】益气养阴，活血通络。

三、操作方法

■ （一）穴位注射前评估与准备

1. 穴位注射前评估

详细询问了解病人既往史、当前主要症状、发病部位及过敏史等相关因素；了解病人年龄，体质，文化层次，当前精神状态、心理状态和合作程度。评估环境是否光线充足，清洁、温湿度是否适宜，是否符合无菌操作的要求。

2. 穴位注射前准备

（1）病人准备：向病人解释操作目的、主要步骤、配合要点以及相关事项，如可先排空大小便、在治疗过程中勿改变体位等。说明所用药剂的作用及可能产生的副作用，以取得病人和（或）家属对执行该操作的知情同意。检查局部皮肤状况，并根据不同的穴位组合安置病人于安全持久舒适体位。对初次接受水针治疗的病人，告知其将有酸、胀、麻、重感觉或轻微触电的感觉。必要时做好遮挡及保暖工作。

（2）用物准备：无菌盘、皮肤消毒液、无菌棉签、污物盒及医疗垃圾收集盒。选用不同规格的无菌注射器和长针头（根据使用药物的剂量大小及穴位的针刺深度）。常用的注射器为 1ml、2ml、5ml 注射器，若肌肉肥厚部位可使用 10~20ml 注射器。针头可选用 5~7 号长针头。临床上一般以 5 号长针头最常用。

（3）操作者准备：操作者应仪表整洁，洗手，戴口罩。

■ （二）穴位与药物选择

1. 穴位选择

穴位的名称与定位应按 GB/T 12346—2006《腧穴名称与定位》之规定。

2.药物选择

目前常用的注射药物有复方当归注射液、维生素 B_{12} 注射液、甲钴胺注射液、复方丹参注射液、天麻素注射液、黄芪联合丹红注射液、盐酸消旋山莨菪碱注射液等。

■ （三）操作步骤

（1）在治疗室，遵医嘱用无菌注射器抽吸准确的药液放置在无菌盘中备用。

（2）备齐用物至病人床前，三查七对。

（3）暴露针刺穴位，正确取穴或阳性反应点。

（4）再次核对，消毒穴位皮肤。取出穴位注射用药，更换长针头推气，排气，左手绷紧皮肤，右手持注射器，中指固定针栓，注射器刻度向外，针尖对准穴位或阳性反应点，迅速刺入皮下，然后将针头缓慢推进，达一定深度，产生得气感觉。回抽如无回血，则缓慢注入药液，同时观察病人反应。推注完成后，将针退到皮下，迅速将针拔出，轻按压针孔。若为双侧穴位注射，则注射一侧穴位后更换针头，再进行另一侧穴位注射（图 6-1）。

（5）操作后观察被注射的肢体功能是否正常（反馈注射时是否有损伤神经）；针孔是否有血；是否有药物过敏表现。

（6）操作结束后处理再次核对，协助病人取安全舒适卧位，整理床单。清理用物，按医院消毒隔离原则处理。

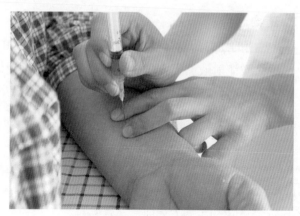

图 6-1　穴位注射疗法

四、

注意事项

■ （一）禁忌证

（1）皮肤有感染、瘢痕或有肿瘤的部位禁用。

（2）有出血倾向及高度水肿者禁用。

（3）孕妇的下腹部、腰骶部和三阴交、合谷等，不宜用穴位注射，以免引起流产。

（4）疲乏、饥饿或精神高度紧张者暂不宜进行穴位注射。

■（二）注意事项

（1）严格执行无菌操作。若为双侧穴位注射，消毒穴位皮肤时先远侧后近侧，注射时先近侧后远侧。

（2）推注药液时，急性病、体强者可用较强刺激，推液可快；慢性病、体弱者宜用较轻刺激，推液可慢；一般疾病，可用中等刺激，推液也以中等速度进行。如所用药液较多时，可由深至浅，边推药液边退针，同时观察病情。

（3）病人过于饥饿、疲劳、精神过于紧张时，不宜立即进行该操作。治疗结束后病人需休息片刻方可活动或离开。注射次日观察针孔是否有紫斑，如果针孔均有紫斑，且直径大于1cm，应及时回医院复查。

■（三）异常反应及处理措施

（1）局部酸胀不适感：一般可在4~8h内自行消失，大多持续不超过1d。如局部反应较重，用艾条温和灸多能缓解。

（2）发生药物过敏反应：按药物过敏对症处理。应以预防为主，药液选择应注意药物的性味，并注意观察。凡能引起过敏反应的药物，如青霉素、普鲁卡因等，必须先做皮试，阴性者方可使用。

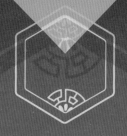

第七章

糖尿病穴位埋线疗法

一、概述

埋线疗法是将羊肠线或生物蛋白线植入人体穴位内，利用线体对穴位的持续刺激作用，以达到治疗疾病作用的一种临床技术。本疗法来源于针灸治疗学，是西医学与中医学相互结合的产物，它是继承、发扬并总结中医学理论的结晶。

羊肠线或生物蛋白线作为一种异体蛋白，经过分解吸收，对机体产生"物理刺激效应"和"化学刺激效应"的双重作用，来调动机体的调节机能，这种非特异性刺激可以使人体免疫功能得到调整和提高，更进一步调整病理状态下的机体平衡及人体内环境的平衡失调，可以更好地激发全身经气，使全身气血运行加速，从而疏通经络，调和气血，补虚泻实，达到治疗疾病的作用。

二、应用

近年来越来越多的临床研究显示，采用穴位埋线法治疗或辅助治疗糖尿病及其并发症，穴位埋线疗法有降血糖、保护胰岛组织及改善血流变化等作用，并可缓解糖尿病症状，减少并发症的发生，且疗法较多，操作简便，不良反应小，应用越来越广泛，也越来越受患者认可。

■ （一）糖尿病前期

由于糖尿病前期患者血糖水平不高，贸然使用降糖药物会增加低血糖发生风险，且二甲双胍和 α-糖苷酶抑制剂存在胃肠道不良反应，患者依从性差。穴位埋线疗法相对常规西药及中药干预措施，治疗费用较为经济，避免了口服用药的不良反应，无中药汤剂煎煮的烦琐，因而更容易被糖尿病前期患者接受。

【选　　穴】脾俞、胃脘下俞、肝俞、肾俞、足三里。

【操作方法】常规消毒后，将一根可吸收性外科缝线放入套管针的前端，后接针芯，用一手拇指和示指固定拟进针穴位，另一只手持针刺入穴位。根据患者肌肉丰厚程度刺入 0.5~1.0cm，施以适当提插捻转手法，当出现酸胀感后，边推针芯，边退针管，将线埋植在穴位的肌肉或皮下组织内。起针后用无菌干棉球（签）按压针孔止血。每 15 日埋线 1 次，3 个月为 1 个疗程，共完成 6 次埋线。

【功　　效】调和阴阳，益气健脾，养血填精。可帮助糖尿病前期人群逆转为正常糖耐量，降低糖尿病发生率。

■ （二）糖尿病合并肥胖

穴位埋线能够产生对穴位的持续刺激，达到长期治疗效果。穴位埋线能够抑制食欲、降低体重，起到降低血脂的效果。穴位埋线可明显减轻胰岛素抵抗，改善腹型肥胖及内脏脂肪沉积、肝内脂肪病变，从而更有效地调节患者的糖脂代谢。

【选　　穴】①主穴：中脘、下脘、气海、关元、梁丘、滑肉门、外陵、大横。②配穴：气虚湿滞，脾失健运型取足三里、天枢；胃强脾弱，湿热内蕴型取曲池、支沟；冲任失调，带脉不和型取血海、三阴交、带脉。

【操作方法】先将3/0号羊肠线剪成长1.0~2.0cm若干段并消毒。用10ml注射器针头作套管，用1.5寸毫针针头作针芯，将毫针穿入针尾端制成简易埋线针。嘱患者平卧于治疗床，暴露并消毒所选穴位处皮肤，镊取已消毒好的羊肠线置于针头尖端放入注射针中，穴位处用利多卡因局麻，右手持注射针从穴位处直刺或斜刺入皮肤，左手以备用针芯推入针头使羊肠线平或斜固定于上述穴位中，右手退针管，用棉签按压针孔片刻，创可贴敷贴，每10日埋线治疗1次，3个月为1个疗程。

【功　　效】健脾强胰，疏肝补肾。降低肥胖型2型糖尿病患者的体重，减小其腰围、臀围，并可有效改善患者的血糖、血压控制及血浆脂质代谢。

■ （三）糖尿病周围神经病变

穴位针灸埋线可通过调节血管内皮功能使内皮素（ET）与一氧化氮（NO）维持动态平衡，从而改善了局部组织缺血、缺氧状态，达到防治周围神经病变的目的。

【选　　穴】①主穴：胰俞、气海、丰隆。②配穴：足三里、曲池、阳陵泉、太溪、太冲、三阴交、外关。

【操作方法】穿刺前消毒局部皮肤，穴位埋线，每周1次。

【功　　效】益气养阴，活血通络，对于消渴病其他致病因素如湿、热、郁也有治疗作用。

■ （四）糖尿病性胃轻瘫

埋线疗法具有传统针灸之刺激效应，并且对穴位有持久刺激的优势，达到通调气血、疏通经络的作用。针刺足三里，可使胃肠蠕动有力而规律，并能提高多种消化酶的活力，增进食欲，帮助消化；针刺中脘、上脘对增强胃肠蠕动、促进胃酸分泌也有一定的作用。诸穴合用恢复中焦运化，畅达脾胃气机。

【选　　穴】上脘、中脘、天枢、足三里、脾俞、胃俞。

【操作方法】常规消毒，应用一次性埋线针将羊肠线体植入穴位，出现酸胀感后退针，外用医用胶贴固定，微创埋线 1 个疗程 2 次，每次间隔 14d。

【功　　效】健脾养胃，行气降逆和中。

■ （五）糖尿病肾病

糖尿病肾病（DN）是糖尿病常见的慢性并发症之一，早期 DN 以微量白蛋白尿为特征，此期若采取积极措施防治，可延缓或阻止其进入临床蛋白尿期。穴位埋线配合常规治疗不仅能减少早期肾病尿微量白蛋白，还能改善中医证候。穴位埋线能产生缓慢良性的"长效针感"效应，作用持久，且患者的依从性高，可减少针刺次数，避免多次针刺痛苦，适合 DN 的长期应用治疗。

【选　　穴】①主穴：脾俞、足三里、肾俞、胰俞。②配穴：血瘀证加血海、膈俞，痰湿证加丰隆，阴虚证加三阴交。

【操作方法】常规消毒，采用注线法，用消毒镊子将羊肠线置于一次性注射针头前端内，快速刺入选定穴位皮下，进针深度 1~1.5cm，局部有酸胀麻感，即得气后用一次性针灸针插入针管内，将羊肠线推入穴位后，拔出注射针头，针眼处用创可贴覆盖。6h 后可以淋浴，不影响任何活动。每 10 日穴位埋线 1 次，治疗 3 个月。

【功　　效】健脾益肾，益气养阴。有利于改善肾内血流高灌注、高血压及高滤过等状态，纠正肾血流动力学改变，从而达到保护肾功能的目的。

■（六）糖尿病胃肠神经功能紊乱

糖尿病胃肠神经功能紊乱是糖尿病常见并发症之一，主要以腹部疼痛、恶心呕吐、腹泻或大便干结等胃肠道症状为主要表现。穴位埋线可调理胃肠，治疗腹痛、大便不调等。同时穴位埋线有便捷、经济、对脏器伤害小等特点，便于临床推广。

【选　　穴】①主穴：足三里、中脘、天枢、气海。②配穴：腹痛甚者加阳陵泉，不欲饮食、腹胀者加水道。

【操作方法】选取 12 号专用埋线针，内置长约 2cm 的医用外科 2 号羊肠线，选取以上穴位垂直刺入，得气后边退针边进针芯，把羊肠线垂直埋入穴位内，出针后用干棉签按压针孔，查看针孔处无暴露于穴位皮肤外的羊肠线后，用创可贴覆盖针孔。

【功　　效】补益津气。对足阳明胃经足三里、天枢进行埋线刺激，起到补益脾胃，理气行滞、消食的作用，气海为肓之原穴，为人体先天元气聚会之处，具有利下焦、补元气、行气散滞的作用，可调理胃肠，治疗腹痛、大便不调等。

三、操作方法

■（一）穴位埋线前准备

1. 穿刺针埋线法

无菌埋线针或腰椎穿刺针、长度为 1~2cm 的无菌羊肠线（根据埋线部位选择其粗细）、皮肤消毒液、孔巾、无菌棉签、无菌镊子、0.5%~1% 盐酸普鲁卡因、无菌注射器、无菌弯盘，必要时备毛毯、屏风。

2. 三角针埋线法、切开埋线法

治疗盘、孔巾、无菌注射器、无菌镊子、无菌血管钳、无菌持针钳、中号不锈钢三角缝合针、无菌 0~1 号铬制羊肠线、0.5%~1% 盐酸普鲁卡因、无菌手术剪、消毒纱布、皮肤消毒液，如用切开法需备尖刀片、手术刀柄、皮肤三角缝针、皮肤用缝线等。

■（二）操作方法

1. 穴位选择

穴位的名称与定位应按 GB/T 12346—2006《腧穴名称与定位》之规定。

穴位的选择应考虑肌肉较丰满处，以背腰部及腹部的

穴位为宜。

2. 操作步骤

（1）备齐用物至病人床前，三查七对。

（2）根据医嘱取舒适的体位，暴露埋线穴位，正确取穴，并做好标记。做好保暖工作，防止病人直接吹风受凉，必要时用屏风遮挡。

（3）按照无菌操作进行常规消毒，术者需戴手套、铺孔巾。临床上可根据具体情况选择各种不同的埋线方法（图7-1）。①穿刺针埋线法（也称植线法）：常规消毒皮肤后，局麻后镊取一段 1~2cm 长的羊肠线，放置在腰椎穿刺针管前端，后接针芯，左手拇指、示指绷紧或捏起进针部位皮肤，右手持针，刺入至所需深度；当出现针感后，边推针芯，边退针管，将羊肠线理植在穴位皮下组织或肌层内，针孔处覆盖无菌纱布。操作过程中注意观察病人的反应。嘱病人埋线隔天可按压埋线部位，以加强针感。②三角针埋线法：在距离穴位两侧 1~2cm 处，用甲紫做进出针的标记。皮肤消毒后，铺孔巾，在标记处用 0.5%~1% 盐酸普鲁卡因做皮内麻醉，用持针钳夹住羊肠线的皮肤缝合针，从一侧局麻点刺入，穿过穴位下方的皮下组织或肌层，从对侧局麻点穿出，捏起两孔之间的皮，紧贴皮肤剪断两端线头，放松皮肤，轻轻揉按局部，使羊肠线完全埋入皮下组织，敷盖纱布 3~5d。操作过程中注意观察病人的反应。每次可用 1~3 个穴位，一般 20~30d 埋线一次。③切开埋线法：皮肤常规消毒，铺孔巾，在选定的穴位上用0.5%~1%盐酸普鲁卡因做浸润麻醉，用无菌手术刀刀尖划开皮肤0.5~1.0cm，先将血管钳探到穴位深处，经过浅筋膜达肌层，探找敏感点按摩数秒钟，休息1~2min，然后用0.5~1.0cm的羊肠线4~5根埋于肌层内。操作过程中注意观察病人的反应。羊肠线不能埋在脂肪层或过浅，以防止不易吸收或感染。切口处用丝线缝合，盖上消毒纱布，5~7d后拆去丝线。

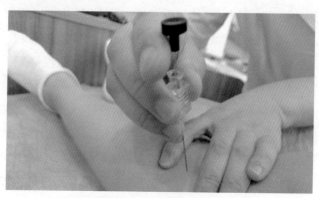

图7-1　穴位埋线疗法

（4）操作结束后，再次核对，协助病人取安全舒适卧位，整理床单。

（5）清理用物，按医院消毒隔离原则处理。

3. 埋线时间

埋线后间隔2~4周治疗1次。

四、注意事项

（一）禁忌证

（1）皮肤局部有感染或有溃疡时不宜埋线。

（2）肺结核活动期、骨结核、严重心脏病或妊娠期等均不宜使用。

（3）头、眼部血运丰富，不宜使用；关节腔内不宜进行埋线，以免影响关节活动及引起关节腔内感染。

（4）严禁将羊肠线埋入血管内，凡禁针部位严禁使用本疗法。

（5）5岁以下儿童病人慎用。

（二）注意事项

（1）病人精神紧张、过劳、过饥时，应暂缓埋线。

（2）注意术后反应，有异常现象应及时处理。术后1~7d内不要弄湿、污染伤口，以免造成感染。行三角针埋线法、切开埋线法者每日伤口换药1次，以观察疗效。术后1~5d纱布敷盖伤口，待针口（伤口）闭合后方可除去。

（3）术后避免进食蛋类、咸水鱼、虾、螃蟹等发物，以免造成局部化脓。面部穴位埋线（结扎）宜进食软饭、稀饭、面条等，忌进食硬物等。刷牙时应小心洗刷。

（4）术后注意休息，减少走动。

■ （三）异常反应及处理措施

1. 正常反应

由于刺激损伤及羊肠线异性蛋白刺激，在 1~5d 内，局部可出现红、肿、痛、热等无菌性炎症反应；少数病例反应较重，切口处有少量渗出液，亦属正常现象，一般不需处理。若渗液较多凸出于皮肤表面时，可将乳白色渗液挤出，用 75% 乙醇棉球擦去，覆盖消毒纱布。施术后患肢温度也会升高，可持续 3~7d。少数病人可有全身反应，即埋线后 4~24h 内体温上升，一般在 38℃左右，局部无感染现象，持续 2~4d 后体温恢复正常。埋线后还可有白细胞总数及中性多核细胞计数的增高现象，应注意观察。

2. 异常反应

（1）感染：少数病人因治疗中无菌操作不严格或伤口保护不好，造成感染。一般在治疗后 3~4d 内出现局部红肿、疼痛加剧，并可伴发热，应予局部热敷及抗感染处理。

（2）过敏：个别病人对羊肠线过敏，治疗后出现局部红肿、全身瘙痒、发热等反应，甚至切口处脂肪液化，羊肠线溢出，应适当做抗过敏处理。

（3）神经损伤：如感觉神经损伤，会出现神经分布的皮肤感觉障碍；运动神经损伤，会出现所支配的肌肉群瘫痪；如损伤了坐骨神经、腓神经，会引起足下垂和跗趾不能背屈。如发生此种现象，应及时抽出羊肠线，并给予适当处理。

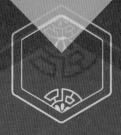

第八章

糖尿病

推拿按摩疗法

一、概述

推拿疗法是在中医基础理论的指导下，通过手法做功，作用于人体体表的皮部、经络、经筋，调整机体功能向正常状态转变。其主要方法途径为调整脏腑、疏通经络、行气活血、理筋整复。一方面可以直接作用于机体局部，另一方面可以通过能量传导的方式作用到人体的各个系统，从而起到治疗不同疾病的作用。推拿疗法具有操作简便、安全性高、适应范围广、疗效确切、无明显毒副作用的优点。因此，能较好地解决部分基层常见的疾病问题，适合在基层进行推广应用。

二、应用

推拿在治疗和辅助治疗糖尿病及其并发症，改善患者体质方面有显著疗效，因此广泛应用于临床实践中。

■ （一）协同控糖

1. 通经调脏推拿法

推拿因其治疗过程轻柔和缓、不良反应少、易被患者接受等优势，在临床中广泛应用于 2 型糖尿病，且治疗效果显著，具有降低患者空腹血糖的作用。运用数据挖掘技术，整理研究发现，推拿治疗 2 型糖尿病的主要腧穴有足三里、脾俞、肾俞、腹结、胰俞。足太阳膀胱经、任脉、足阳明胃经的使用频率最高，穴位选取集中在腰背部和下肢部。

表 8-1　推拿治疗 2 型糖尿病的主要腧穴

排序	穴位	排序	穴位
1	足三里	14	太溪
2	脾俞	15	膈俞
3	肾俞	16	胆俞
4	腹结	17	合谷
5	胰俞	18	三焦俞
6	中脘	19	曲池
7	胃俞	20	丰隆
8	三阴交	21	气海
9	关元	22	阴陵泉
10	肺俞	23	梁门
11	肝俞	24	涌泉
12	血海	25	身柱
13	天枢	26	上脘

中医学认为，五脏虚损、过食肥甘、情志不畅等致气滞血瘀、痰壅血瘀是糖尿病的重要病因，临床治疗时应以疏通经络、运行气血为原则。通经调脏推拿法通过按、揉、摩等手法施于督脉之上，达到通经络、调气机、平衡阴阳、通畅精气血的效果，从而促进机体血运正常，改善胰岛素功能。

【选　　穴】石关、肓俞、天枢、归来、气冲等。

【操作方法】①通经手法：患者取仰卧位，根据经脉运行的方向进行顺势推拿，同时患者需保持呼吸平稳，依次推动经穴引气机下行。②调脏手法：通经之后，进行调脏推拿法治疗，主要手法为腹部颤法（操作者右手掌置于器官体表投射区，沉肩，垂肘，掌指伸直并与前壁呈直线，以掌根为支撑点进行匀速颤动，幅度要均匀，紧推慢移，4~5min）、腹部摩法（操作者右手掌心劳宫放于患者腹部神阙上，以神阙为中心点进行旋抚摩，不带动皮下组织，以顺时针或逆时针方向匀速进行，4~5min）、腹部单掌揉法（操作者右手大小鱼际或掌根置于患者腹部，放松腕关节，以肘部作为支点，前部主动运动，带动大鱼际左右揉动，4~5min）及腹部按法（操作者右手掌劳宫置于患者神阙，以手掌为着力点，随着患者呼吸节奏垂直向下按压，然后缓慢撤回，重复多次，患者出现酸、胀、凉等感觉为止）。通经调脏推拿法每次 45~60min，每日 1 次，6 次后休息 1d。

【功　　效】通经调脏，调节血糖水平，改善临床症状。

2. 足底按摩法

足底按摩是中医经典治疗方法，人体各个器官在足部均可找到对应反射区，对这些反射区进行合理的按摩或提供其他刺激可以减轻相应器官的疼痛，改善对应疾病。这一方法是依据刺激原理，对病变腺体、器官对应的反射区带进行按摩，促进其功能恢复，同时又可改善血液循环，促使体内淤积的毒素、废物排出体外，促进机体新陈代谢恢复正常，从而治疗疾病。

【选　　穴】足底对应输尿管、膀胱、肾反射区，足部对应肺、心脏、脾、肝部位；足三里、解溪、八风等穴位。

【操作方法】用食指关节刮压患者的足底对应输尿管、膀胱、肾反射区，每个区域反复刮压 5min；然后用拇指指腹点压 50 次足部对应肺、心脏、脾、肝部位；最后选取足三里、解溪、八风用拇指点按 50 次，每日 1 次，持续 2 周。

【功　　效】通经脉，调气血，加速血液循环，改善血管状态，促进内分泌代谢，从而降低血糖，减少胰岛素用量。

■ （二）非增值期视网膜病变

1. 颈部放松

【操作方法】患者取端坐位，术者首先于患者颈枕部肌肉
　　　　　　施以轻柔的放松手法，以耐受为度。以项上
　　　　　　线、项下线中间位置为中心，进行全面放松，
　　　　　　共计 3~5min。

【功　　效】疏通经络，调节气血。

2. 枕下通瘀

【操作方法】充分放松后，以拇指按揉法施术于患者两侧
　　　　　　枕下三角肌群区域，特别是头下斜肌、头上
　　　　　　斜肌与头后大直肌的起止点部位，而后沿三
　　　　　　块肌肉走行方向行拇指弹拨法，速度宜慢，
　　　　　　用力柔和，使力量渗透至肌肉深处为佳，以
　　　　　　患者局部得气为度，切不可蛮力暴力推拿，
　　　　　　然后术者以掌根在枕下三角肌群处施以搓摩
　　　　　　法，以局部透热为宜，共计 10~15min。

【功　　效】疏通经络气血。

3. 明目热熨

【选　　穴】瞳子髎、睛明、太阳、攒竹、承泣、丝竹空。

【操作方法】患者仰卧位，取瞳子髎、睛明、太阳、攒竹、

承泣、丝竹空施以指揉法。操作时嘱患者闭目放松，施术者双手同时操作：瞳子髎（从前向后向太阳方向）缓慢施力；晴明操作时以轻柔缓和的中指按揉法（向内侧）施力；太阳操作时注意患者面部表情，力度不宜过大；攒竹（向眼眶内缘）斜向施力；承泣操作时手指（紧靠眶缘）缓慢按揉；丝竹空按揉时（向内平向）用力。各穴共操作 15min。最后施术者虎口并拢，以双手大鱼际快速摩擦生热，随即贴敷于患者双眼，反复 3~5 次，以透热为度。推拿疗法每日 1 次，每周治疗 5 次，休息 2d。共治疗 4 周计 28d。

【功　　效】通窍明目，改善眼周气血循环。

■（三）糖尿病合并肥胖

现代医学证实，推拿具有燃烧皮下脂肪、改善微循环和促进胰岛素分泌等作用。推腹法可健运脾胃、行气散郁、益气补虚、消积导滞。颤法可消积滞排痰湿，通调脏腑气机。按腹法的治疗力度直接作用于腹部，可刺激胃肠，增加葡萄糖利用率，加速脂肪燃烧，同时促使腹部肌肉被动收缩，增加胃肠蠕动。

【操作方法】患者仰卧位，术者坐于其左侧，右手施术，推拿治疗 6 次为 1 个疗程，两次疗程间推拿

治疗暂停1次，共8周。配合小陷胸汤等药
物内服效果更好。

【功　　效】运脾化湿。

■ （四）糖尿病周围神经病变

推拿按摩疗法，通过以推、拿、提、捏、揉等操作手
法作用于患者患处来达到疏通经络、推动气血、调和阴阳
的效果。糖尿病周围神经病变的推拿按摩穴位，可改善临
床症状和中医证候积分，促进血液循环、加强神经功能。

【操作方法】①头部，患者仰卧位，医者用按揉法按揉印
　　　　　　堂、头维、神庭、百会、风池约2min，拿五
　　　　　　经2min。②腹部、背部，患者仰卧位，医者
　　　　　　用一指禅推法推中脘、气海、天枢、关元各
　　　　　　约1min。患者俯卧位，按揉肺俞、胰俞、
　　　　　　肝俞、胆俞、脾俞、胃俞、肾俞、三焦俞约
　　　　　　5min。③下肢，沿足阳明胃经、足太阴脾经、
　　　　　　足太阳膀胱经从大腿上段至趾端进行循经按
　　　　　　揉3遍，重点点按足三里、阴陵泉、阳陵泉、
　　　　　　三阴交、太冲、太溪，然后用勒法勒趾部3遍，
　　　　　　最后用擦法从大腿上端擦至足背。④兼有上
　　　　　　肢症状者，先沿手阳明大肠经、手少阳三焦
　　　　　　经、手太阴心经、手太阳小肠经从肩部至指
　　　　　　端进行循经按揉3遍，重点点按曲池、手三

里、外关、合谷、劳宫，然后用勒法勒指部3
遍。⑤用擦法从上臂擦至手指部。每日1次，
10次为1个疗程。休息1d，续接下一个疗程，
总共2个疗程。

【功　　效】调节脏腑功能，促进肠道蠕动。

■ （五）糖尿病便秘

腹部推拿主要用手指、大小鱼际直接作用于腹部，促
进胃肠管腔发生形态改变和运动，使胃肠蠕动加快，促进
胃肠内容物的运动排泄。同时通过神经传导反射作用，增
加胃肠的蠕动和消化道液的分泌，改变大便性状。腹部推
拿可通过局部刺激达到疏通经络，调和气血，补益脏器，
通腑泻热的作用。通过对天枢、大横等具有疏调肠腑、理
气行滞等功效的穴位的刺激，可疏通经络，调节脏腑之气
机，疏通肠腑，恢复大肠的传导功能。

【选　　穴】天枢、大横、腹结、气海、关元。

【操作方法】嘱患者餐后1~2h后，排空小便，取平卧位，
　　　　　　在保护患者隐私和保暖前提下，将润滑剂均
　　　　　　匀涂抹于患者腹部推拿部位皮肤；推结肠：
　　　　　　用大鱼际或小鱼际或掌根以顺时针方向推
　　　　　　5min；回拨结肠：沿结肠走向逆时针缓慢推
　　　　　　拿5min。接着用指腹点按穴位，以出现酸、
　　　　　　麻、胀等得气感后继续按压1~2min，从上而

下，从左到右，同第一步推揉结肠沿结肠走向顺时针缓慢推动20圈。每日1次，每周5次，共治疗2周。疗程结束后随访1个月。

【功　效】疏通经络，调和气血，补益脏器，通腑泻热。

■ （六）糖尿病性胃轻瘫

腹部推拿能有效改善糖尿病性胃轻瘫患者的食欲不振、腹胀、上腹痛等症状。按摩腹部可刺激胃部平滑肌运动，使其增加蠕动及排空能力；通过经络—脏腑相关性促进脾胃功能，改善局部气血运行。

【选　穴】支沟、曲池、上脘、天枢、气海、梁门、不容、中脘、神阙。

【操作方法】①患者仰卧位，医生位于患者右侧，分别拿右侧肢体的手阳明大肠经、手少阳三焦经、足阳明胃经、足太阴脾经各3~5遍；继而位于患者左侧，同法拿左侧肢体；点按双上肢支沟、曲池各1min；点按双上肢支沟、曲池各1min。②掌摩全腹1min，双掌叠加团揉全腹1min，一指禅推上脘、天枢、气海、梁门各1min，指震不容、中脘各1min，最后掌震神阙1min。以上手法每次操作20min。7d为1个疗程，治疗4个疗程。

【功　效】按摩腹部可促进肝、脾、肾功能旺盛，生机活泼。足三里为胃经合穴，调气血、补胃以资气血生化之源；中脘为胃之募穴，具调中和胃之功，指振该穴以温中理气，调节胃肠功能。

三　操作方法

■ （一）推拿前准备

1. 体位

（1）受术者常用体位：仰卧位、俯卧位、端坐位、侧卧位等。

（2）施术者体位：站立位或坐位，以前者更为常用。

2. 介质

（1）油剂：麻油有润滑皮肤、健脾润燥之功，适用于脾胃虚弱、厌食、便秘等。各种草本精油系列介质有润滑皮肤为基础的不同功效，适用于各种亚健康状态。

（2）膏剂：以凡士林等为溶媒的剂型，如冬青膏，将冬绿油（水杨酸甲酯）与凡士林混合成冬青膏，用擦法或按揉法时常用此膏，可加强透热效果。

（3）酊剂：以乙醇为溶媒的剂型，如使用各种温补中药单味和组方炮制的药酒，有通筋活络、祛风除湿之功。

（4）粉剂：滑石粉、爽身粉。一般夏季使用，有干燥润滑皮肤、防损止痒之功，适用于各种亚健康状态，特别是小儿推拿保健，以保护小儿皮肤。

■ （二）推拿常用手法

（1）摆动类手法：一指禅推法、滚法、抹法。

（2）挤压类手法（图8-1）：按法、点法、捏法、拿法、捻法、踩法。

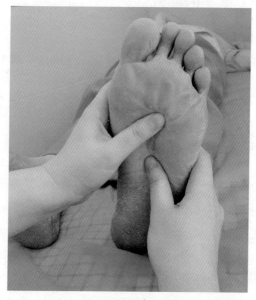

图8-1　足部推拿按摩疗法

（3）叩击类手法：拍法、击法、弹法。

（4）运动关节类手法：摇法、背法、扳法。

■（三）足底按摩顺序（供参考）

（1）左脚足底（图8-2）：基本反射区（肾上腺→腹腔神经丛→肾脏→输尿管→膀胱→尿道）→大额窦→三叉神经→小脑→颈项→颈椎→鼻子→大脑→脑垂体→食道→甲状旁腺→甲状腺→小额窦→五点六面→眼睛→肺、支气管→心脏→脾→胃→胰→十二指肠→小肠→横结肠→降结肠→乙状结肠、直肠→肛门→性腺→失眠点。

（2）右脚足底（图8-2）：基本反射区（肾上腺→腹腔神经丛→肾脏→输尿管→膀胱→尿道）→大额窦→三叉神经→小脑→颈项→颈椎→鼻子→大脑→脑垂体→食道→甲状旁腺→甲状腺→小额窦→眼睛→耳朵（聪耳明目）→斜方肌→肺、支气管→肝脏→胆→胃→胰→十二指肠→小肠→盲肠回盲瓣→升结肠→横结肠→肛门→性腺→失眠点。

（3）足内侧：颈椎→胸椎→腰椎→骶骨→内尾骨→前列腺、子宫→内肋骨→腹股沟→下身淋巴→髋关节→直肠、肛门→内侧坐骨神经。

（4）足外侧：肩关节→肘关节→膝关节→外尾骨→卵巢、睾丸→肩胛骨→外肋骨→上身淋巴→髋关节→放松下腹部→外侧坐骨神经。

（5）足背：上颌→下颌→扁桃体→喉、气管→胸部淋

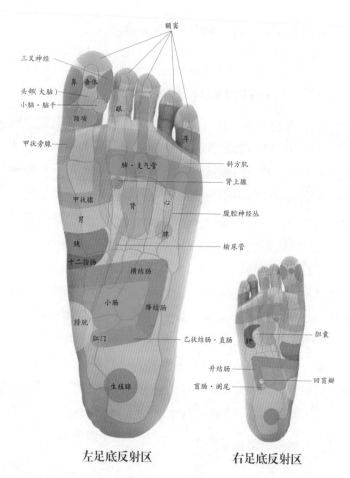

左足底反射区   右足底反射区

图 8-2 足底反射区

巴→内耳迷路→胸、乳房内外肋骨→上、下身淋巴→解溪
→基本反射区（肾上腺→腹腔神经丛→肾脏→输尿管→膀
胱→尿道）。

四、**注意事项**

■ （一）禁忌证

（1）各种骨折、骨质疏松、骨结核。

（2）严重的心、脑、肺疾病。

（3）有出血倾向者。

（4）妊娠妇女、精神病患者。

■ （二）注意事项

（1）根据自身或被推拿者的体质等情况，采用不同的手法力度和持续时间。

（2）受术者在接受保健推拿时，宜穿宽松衣裤，排空二便，适量饮水。集中注意力，体验感受保健推拿时注意力要集中，用心体验手法的效应和点穴的准确程度。

（3）应经常修剪指甲，操作时取下戒指、手表及其他装饰品，洗净双手，同时注意推拿部位的清洁。

（4）气温较低时宜两手对搓，使手掌温暖，避免冷手接触。

（5）体位适宜。受术者采取的体位应使操作部位充分放松，操作者的体位要有利于手法操作。

（6）注意调整呼吸，操作时宜将呼吸调至细匀，不可屏息操作。

（7）应注意环境清洁卫生，安静舒适，可根据受术者喜好播放音量较小的背景音乐；环境温度应保持 $26 \pm 2℃$，相对湿度 40%~50%。

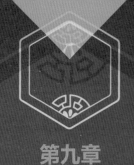

第九章

糖尿病经皮穴位电刺激疗法

概述

经皮穴位电刺激以中医基础经络理论为指导,在穴位表面通过以接近人体生物电的微量电流来防治疾病的技术,是经皮神经电刺激结合腧穴的一种现代新疗法,也是中医传统疗法的一种创新形式。此项技术既保留了"电针"的刺激特点,又得到较为温和、舒适的感觉,克服了针刺和电针的某些缺点,如患者惧针、害怕疼痛以及儿童不易接受等。临床上适用范围广,具有较强的止痛作用且镇痛效应易耐受,后效应较好,可反复使用,无明显不良反应。

应用

经皮穴位电刺激具有无创、无痛、操作方便的特点,通过穴位刺激产生针灸效果。其具有平衡阴阳、化湿降逆、活血通络、益肾补虚、滋阴健脾的作用,从而可以有效调节血糖水平,对糖尿病及其并发症有显著疗效,适合运用于临床中。

■ （一）2 型糖尿病

经皮穴位电刺激人体相关穴位，可以改善 2 型糖尿病患者的临床症状，改善餐后 2h 血糖和糖化血红蛋白及其体质指标，并可改善血脂、胰岛素等血液指标。

【选　　穴】太溪、三阴交、足三里、胰俞。

【操作方法】患者取仰卧位，取双侧太溪、三阴交、足三里、胰俞，75% 乙醇棉球常规消毒后，将经皮穴位电刺激治疗仪的电极片贴覆穴位后压紧，打开电源开关，选取连续波，频率为 10Hz，电流强度为 20mA，操作过程中根据患者的情况调节电流的刺激强度，每次 20min，隔日治疗 1 次。配合穴位按摩太溪、足三里、三阴交、胰俞。30d 为 1 个疗程，共连续治疗 3 个疗程。

【功　　效】平衡阴阳，化湿降逆，活血通络，益肾补虚，滋阴健脾。

■ （二）糖尿病神经源性膀胱

经皮穴位电刺激将传统医学和现代医学的神经化学学说相结合，利用电脉冲刺激穴位，以激发经气，调理气血。八髎为足太阳膀胱经经穴，八髎正对骶后孔，穴位下正对第 1~4 骶神经，通过经皮穴位电刺激的低频脉冲电流刺激骶神经，使逼尿肌和尿道括约肌被动收缩和舒张运动，从而利于排尿反射的形成，提高膀胱的顺应性和稳定性，能够纠正尿流动力学，缓解临床症状。

【选　　穴】八髎。

【操作方法】患者取俯卧位，暴露治疗部位，在相应穴位
　　　　　　涂上导电胶，一侧取上髎与下髎，另一侧取
　　　　　　中髎与下髎，贴上电极片，电刺激采用疏密
　　　　　　波，频率20Hz，强度以患者耐受为度。每次
　　　　　　30min，每日治疗1次，治疗4周。

【功　　效】补肾助阳。

■（三）糖尿病性胃轻瘫

目前对糖尿病性胃轻瘫的治疗主要是在严格控制血糖
的基础上应用质子泵抑制剂、促动力药物及中医中药等治
疗。经皮穴位电刺激治疗具有安全无毒副作用、疗效确实、
无皮肤损伤及因此可能引致的感染等并发症等优点，可操
作性强。

【选　　穴】内关、天枢、中脘、足三里。

【操作方法】一对电极置于左侧"内关"和右侧"天枢"，
　　　　　　另一对电极置于"中脘"和右侧"足三里"。
　　　　　　采用HANS-200A经皮穴位电刺激治疗仪行经
　　　　　　皮穴位电刺激，电流强度调至最高可接受的
　　　　　　电流强度，并使患者在电刺激期间应无其他
　　　　　　不适感，频率为2/100Hz疏密波，两种频率
　　　　　　交替工作的时间均为3s。每日2次，每次

　　30min，10d 为 1 个疗程。

【功　　效】疏通经络，平衡阴阳。

■（四）糖尿病周围神经病变

　　目前针对糖尿病周围神经病变治疗主要是在控制血糖的基础上，采取改善脂代谢、扩张血管、改善循环、营养神经、补充神经细胞因子、抗氧化、抗炎、镇痛镇静等综合治疗手段，但尚缺乏特异性治疗手段。经皮穴位电刺激采用调制的中频电流，对皮肤感觉神经末梢可根据患者主观感受产生可调节的刺激，增加局部血液循环、改善轴浆流、促进轴突生长及髓鞘再形成、加速局部细胞代谢和营养细胞，修复受损细胞。

【选　　穴】肾俞、脾俞、足三里、三阴交、合谷。

【操作方法】采用经皮穴位电刺激治疗仪，分别作用于肾
　　　　　　俞、脾俞、足三里、三阴交、合谷 5 个穴位，
　　　　　　频率 50Hz，疏密波，根据患者的自觉症状调
　　　　　　整电刺激强度，以患者自我舒适程度为准。
　　　　　　疗程为 8 周。

【功　　效】疏通经络，止痛。

■（五）糖尿病便秘

　　经皮穴位电刺激是一种改良式针灸方法，充分结合了经皮电神经刺激以及针灸疗法两者的优点。通过经皮电神

经刺激双侧天枢和足三里，充分调动两穴位的生理功能，不仅发挥了电神经刺激对局部血液循环的促进作用，还充分发挥了两穴位对肠胃的改善功能，以最大限度地改善患者便秘症状。

【选　　穴】天枢（双侧）、足三里。

【操作方法】①患者取仰卧位，操作者用0.9%氯化钠溶液棉签清洁穴位处，将电极片贴于双侧天枢和足三里。②检查所有的连接处，确保连接完好，打开治疗仪的总开关，电源指示灯亮后，选取疏密波并调节频率于患者能耐受的治疗量。③治疗每次30min，每日1次，并于患者早餐后半小时治疗，7d为1个疗程，共干预2个疗程。④操作过程中注意事项：经皮穴位电刺激治疗仪的所有开关和调节按钮在接上电源之前全部归零，贴好电极片后，开启电源开关，从小到大逐渐调节频率至患者主诉可耐受处；注意调节幅度，防止过快调到患者不可耐受处。整个治疗过程中密切观察患者的病情、面色、主诉，若有异常及时停止，并观察电极片是否有脱落。结束时先将频率按钮归零，撕下电极片，并关闭总开关，拔下电源。

【功　　效】调节机体气血，疏通经络。

三、操作方法

■ （一）电刺激前准备

1. 器械准备

（1）经皮穴位电刺激治疗仪（具有频率可调、强度可视等功能）。

（2）不干胶电极片。

2. 取穴原则

（1）根据传统中医理论，循经或辨证选穴。

（2）根据神经肌肉解剖分布选穴。

■ （二）操作要求

1. 选穴处方

根据取穴原则处方配穴后，选择 2 个穴位为一对，形成电流回路，一般选择同侧肢体 2 个穴位为宜。

2. 刺激强度

刺激强度根据患者病情及病变部位而定，以受刺激局部肌肉轻微跳动、患者耐受为度。当患者对电流量刺激产生耐受时，需及时调整电流刺激量。

3. 刺激参数

主要使用的输出频率为 2Hz（疏波）、100Hz（密波）、2/100Hz（疏密波）。

■ （三）操作步骤

1. 操作方法

首先检查经皮穴位电刺激治疗仪性能良好，选取穴位后常规消毒，然后将两对输出电极（带有直径为 2~3cm 的不干胶电极片）分别粘贴连接所选穴位。经皮穴位电刺激治疗仪按"ON/OFF"键开机，选择相应输出频率，调整至所需治疗时间，调节刺激量，电流量输出从无到有，由小到大，慢慢调高至所需电流量（图 9-1）。

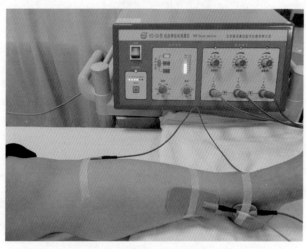

图 9-1 经皮穴位电刺激疗法

2. 治疗时间

每次治疗时间一般为 30min，如果疼痛剧烈，可连续刺激 60min，隔日或每日治疗 1 次。

四、注意事项

■（一）禁忌证

孕妇、体内有植入心脏起搏器、体内有植入金属、肢端残缺、操作部位局部皮肤损伤、操作部位局部皮肤存在瘢痕。

■（二）注意事项

（1）对心前区、眼区、颈前区的穴位电刺激要慎重，避免强电刺激。

（2）皮肤电极下出现局部皮肤红肿反应，要及时减小电量或暂停使用。

（3）治疗前，各调节旋钮要调至最低位置；治疗过程中，要逐渐加大电量，切忌先大后小或忽大忽小，使患者难以接受。

（4）禁止电流直接流过心脏，如不允许左右上肢的 2

个穴位同时接受一路输出治疗。

（5）有体内放置支架或关节置换病史者，根据体内放置物的材质谨慎使用该技术。

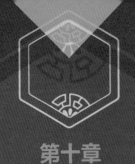

第十章

糖尿病
中药离子导入疗法

一、概述

　　离子导入是将一些活血化瘀、改善神经功能等功效的药物通过电离子来导入皮肤和机体的方法，可以将较高的药物浓度集中在局部浅表组织，可以增强疗效。直流电起到了增强药物性能的作用，可以调节人体的气血阴阳和脏腑功能，发挥一定的镇痛作用。通常带电的药物被放置在同一个带电的电极上。通过皮肤施加一个低电压的小电流（$<0.5mA/cm^2$），以确保安全。离子渗透输送的主要优点包括安全性、透皮效率高、易于应用和小型化仪器。经皮给药是系统给药的最佳替代方法，其治疗效果好、方便使用和安全性好，离子导入可以提高透皮效率。总的来说，离子导入是一种很有应用前景的治疗方法。

二、应用

■（一）糖尿病周围神经病变

　　中药离子导入和中药足浴治疗均能明显改善糖尿病周围神经病变的临床症状，其中中药离子导入在改善中医症状及神经的运动、感觉传导速度较中药足浴更为显著，值得临床推广。

【药　　物】黄芪 20g，乳香 20g，没药 20g，丹参 12g，川芎 12g，红花 12g，桑寄生 12g，当归 15g，上述药物水煎 500ml。

【操作方法】中药离子导入配合穴位按摩治疗，患者平卧，采用中频治疗仪器将煎取的药液（确保温度适中）包绕在正负两电极，选取患者双下肢、手、足部位进行离子导入治疗，每日 1 次，连续治疗 1 个月。同时选取足三里、三阴交、太冲、太溪、委中、承山，采用点、按、揉、掐等手法开展按摩，酸胀得气后每个穴位按摩 10min，每日 1 次，连续治疗 1 个月。

【功　　效】补气活血化瘀。通过离子导入治疗方法将药物导入人体皮肤，电刺激作用在皮肤后让直流电场中的离子进行移动，对皮肤组织的细胞膜通透性产生影响，同时还可以造成局部毛细血管发生扩张，增加了局部的营养代谢过程。此外电流的刺激可以激发人体的阳气，调整人体的气血和脏腑功能，发挥抗炎镇痛的作用，穴位按摩发挥了疏通经络、活血益气的作用。

■ （二）糖尿病视网膜病变

中医理论认为，糖尿病视网膜病变多为气血阴阳失调，以气阴两虚、肝肾不足、阴阳两虚为本，脉络痰阻、痰浊凝滞为标。中药离子导入中的丹参等药物，具有活血、化瘀、通络之功效，能有效提高视力，缩短眼底视功能恢复时间。

【药　　物】丹参液眼部离子导入；配合辨证内服中药，黄芪 20g，生地黄 15g，枸杞 10g，菊花 10g，女贞子 10g，石决明 20g，山药 10g，丹参 10g，川芎 10g，三七粉 3g（冲），水煎取汁 200ml。

【操作方法】眼枕导入法配合中药内服，丹参液放于直流感应电疗机的正极，另一极放枕部，电流强度根据患者的耐受程度调整，每次 15min，每日 1 次，15d 为 1 疗程，连续治疗 2 个疗程。同时内服上方，每日 1 剂，分早晚 2 次温服。

【功　　效】补益肝肾，行气活血。

■ （三）糖尿病腰腿痛

腰腿痛作为糖尿病患者的常见并发症，在临床具有较高的发病率，且迁延难愈，严重影响患者的日常生活。中药离子导入是近年临床常用的中医外治之法，可将中药内的有效成分转换为活性离子形式，从而导入皮下组织内，确保药效直达病灶。中药离子导入还可促进局部血液循环，进而有效改善神经根微循环障碍，消除神经根水肿，加速炎症代谢产物吸收，从而减轻患者疼痛程度，控制机体炎性反应，在控制炎症、减轻疼痛方面具有较好效果。

【药　　物】伸筋草30g，青风藤30g，当归10g，乳香10g，怀牛膝15g，川芎15g。

【操作方法】将上述药物制成煎剂，取汁250ml，放于瓶内；应用前需将温度加热至40℃，协助患者取仰卧位，选用电脑数码治疗仪，将药液放于药垫上并进行充分浸透后，把其放在电极板上，分别敷在患者两侧腹肌与疼痛区域，覆盖温热纱布垫，一次性治疗巾包裹；之后启动开关，选取合适的强度与温度，以患者的皮肤温热、局部针刺感为良。治疗时间为每次30min，每日1次，共治疗4周。

【功　　效】疏风散寒，活血化瘀，通络止痛。

■ （四）糖尿病肾病

糖尿病肾病是糖尿病常见的微血管并发症之一，属于中医消渴病范畴，病在肺、胃、肾三脏，与肾脏关系最为密切。肾区等部位行中药离子导入治疗，有助于延缓肾小球硬化，保护肾脏功能，减少蛋白尿。

【药　　物】丹参20g，萆薢20g，白芷10g，红花10g，川芎10g，益母草10g，透骨草10g，黄芪

　　　　　　　10g，山药10g，玄参10g，生地黄10g，熟地
　　　　　　　黄10g，黄精10g，菟丝子10g，金樱子10g，
　　　　　　　僵蚕10g，白芥子10g，黄连10g。

【操作方法】加水煎煮30min，用纱布吸取药汁，置于双肾
　　　　　　　区和肾俞穴，用离子导入仪进行导入，每日2
　　　　　　　次，每次约30min，具体时间长短取决于患者
　　　　　　　的耐受程度，30d为1个疗程。

【功　　效】益气养阴，活血化瘀，改善糖尿病肾病患者
　　　　　　　肌酐及尿素氮水平，调节糖尿病肾病患者血
　　　　　　　脂代谢异常。

■ （五）糖尿病合并干眼症

　　研究发现，越来越多的糖尿病患者罹患眼睛干涩不适、
畏光、异物感、视物模糊等不适症状。糖尿病患者干眼发
生率高达44.0%~54.3%。且随着糖尿病患者血糖升高，干眼
的患病率和严重程度也在不断增加。

　　中药及其提取物在糖尿病和相关并发症的治疗中有明
显的治疗效果。通过离子导入的方式作用于眼周，中药中有
效离子能够在电流同性相斥的原理下直接透入眼部皮肤或
黏膜，并在电场的作用下，更有利于进入目标部位。相关
研究显示，眼部中药电离子导入，较局部滴药效果大5~20
倍，具有发挥作用快、用药量省、全身反应小的优点。离
子导入后通过直流电的电解、电渗作用会在病变周围形成

离子堆，能够保持较高的药物浓度，延长药物在眼周的作用时间，并且在导入药物的同时具有加热功能，可有效提高眼周局部温度，加快眼周血液循环，促进睑板腺睑脂流动。电离子导入还可以刺激眼周穴位，舒经活络，加强组织代谢，促进排泄代谢物，辅助消除组织的非特异性炎症反应。

【药　　物】党参15g，黄芪15g，葛根12g，石斛12g，熟地黄12g，丹参15g，酒黄精12g，山药12g，菊花12g，山萸肉15g，枸杞子12g，当归12g。

【操作方法】中药离子导入联合低频脉冲治疗。①中药离子导入治疗，制备中药汤剂，熬制至400ml中药液浓度约为0.43g/ml，去渣、冷却、沉淀、过滤、灭菌后备用。无菌纱布浸入制备好的中药汤剂，沥干多余汤药后，嘱患者闭眼，将纱布置于患者双眼，戴眼罩，连接电极，调整中药离子导入仪电流强度及温度，以病人自觉眼部舒适为宜，时间30min，每日1次。②低频脉冲治疗，使用低频脉冲治疗仪，将电磁片贴于双侧太阳穴，接通治疗仪，每次15min，每日1次。2组均治疗1个疗程（2周）。

【功　　效】益气养阴，活血养血，清肝明目。益气养阴使阴液得生，津液得补，气阴充盈而津液化生不竭，水津四布而目珠不涩，兼以清肝活血而目络通达，诸药合用相得益彰，进而进一步改善诸症。从现代药理学而论上述药物对干眼亦有明确作用。

 三、操作方法

■ （一）衬垫法

将药液浸湿的药物衬垫直接置于治疗部位的皮肤上，在药垫上再放置以水浸湿的布衬垫、金属电极板等。放置药垫的电极称为主电极，另一极为辅电极。主电极经导线与治疗机的一个输出端联接（其极性必须与要导入药物离子的极性相同），辅电极与治疗机的另一输出端相接。也可将与阳极和阴极相连衬垫都用药液浸湿，同时分别导入不同极性的药物离子（图10-1）。

■ （二）创面离子导入法

创面离子导入法可使药物在伤口内的浓度增高，并达到较深层组织，且有直流电的协同作用，疗效比其他给药法好。治疗时先将创面分泌物除去，然后用抗生素或其他药物浸湿的无菌纱布敷于创面或填入窦道内，再放置电极。

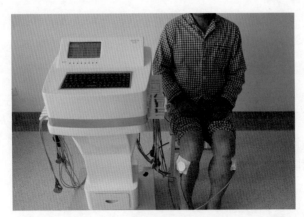

图 10-1 中药离子导入疗法

非作用极置于创口对侧。

（三）穴位离子透入法

将装有直径 1~2cm 极板的衬垫浸湿药液，放置在一定的穴位，另一极放在颈、腰或其他部位，通上直流电。

四、 注意事项

■（一）禁忌证

（1）药物离子导入治疗时对于心区、孕妇腹部、皮肤外伤者应慎用，对于体内植有金属部件的患者应禁用。

（2）禁忌证主要有恶性肿瘤患者，恶性血液系统疾病患者，皮肤存在急性湿疹患者，重要脏器病变患者，对直流电过敏的患者，肢体神经损伤导致感觉不灵敏或感觉缺失患者，以及预置金属电极板部位有严重皮肤疾病或皮肤损害的患者。上述患者禁止做直流电理疗的主要原因，一方面防止病情恶化；另一方面防止皮肤感染或烧伤。

■ （二）注意事项

（1）中草药用量一般在 10g 左右，也可根据经验、病情、部位等调整剂量，精选配伍药物。

（2）导入中药的极性应明确，采用多味药进行治疗时，应选用同极性的药物。在导入时电极不得贴压项链、戒指等金属饰物。

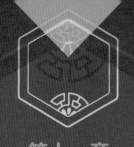

第十一章

糖尿病

中药外熨疗法

一、概述

外熨法又称"烫熨""热熨",是中医传统特色外治法的一种。其起源可追溯至春秋战国时期,《史记·扁鹊仓公列传》记载:"扁鹊乃使子豹为五分之熨,以八减之齐和煮之,以更熨两胁之,太子起坐。"外熨法是一种应用发热的容器在人体的一定部位上进行烫熨或滚动、摩擦来达到防病治病的疗法,其具有温经通络、活血行气、散热止痛、祛瘀消肿等作用,其简便安全、清洁环保,是治疗疾病最简便易行的方法之一。

长期的临床实践及实验研究证明,外熨疗法可借热力将药力经皮肤渗入体内,刺激肌肤,开启腠理,疏通经络,使药力直达病所而起到温经散寒、活血止痛等功效,基本没有或极少有毒副作用;外熨疗法与当今其他治疗方法相比较,操作简单易行,价格相对低廉,能减轻患者生活与经济负担,能较好地解决部分基层常见疾病问题,适合在基层推广应用。

二、应用

近年来越来越多的临床研究显示,外熨疗法可治疗多种糖尿病并发症，在治疗并发症的同时还能起到促进患者血糖、血脂等指标改善的作用，操作简便，基本无不良反应与毒副作用，应用越来越广泛，患者也越来越认可。

■ （一）糖尿病性胃轻瘫

糖尿病性胃轻瘫患者基础病多、服药种类多，采用中医适宜技术治疗，不仅能减少服药对胃肠道的刺激，还能减轻患者心理负担。近年来研究显示采用外熨疗法治疗后患者胃轻瘫主要症状指数（GCSI）评分、中医症状评分、胃排空率及空腹血糖（FBG）、餐后 2h 血糖（2hPBG）、睡眠状况指标均显著改善，且未发生不良反应。

● 吴茱萸验方

【选　　穴】神阙、阿是穴。

【药物制备】将吴茱萸 500g 放入铁锅内，用文火炒，炒时用竹筷或竹铲翻拌，炒至温度为 60~70℃且药香味溢出后将其装入 20cm×30cm 布袋中。

【操作方法】将药熨袋放在相应的穴位或患处上按照顺时针方向来回推熨，力度要均匀，开始时力度要轻，速度可稍快，待药熨袋温度降低至 40~50℃时，稍加大力度，同时速度减慢，最后再以神阙（肚脐）为中心点，将药熨袋妥当放置继续热敷。每日 2 次，每次 30min，4 周为 1 个疗程。

【功　效】温中止呕，降逆和胃，散寒止痛。通过药物和温热刺激局部组织腧穴，扩张局部血管，使血流加快而起效。

■（二）糖尿病肾病

【选　穴】肾俞、关元。

【药物制备】熟地黄 25g，山药 20g，山茱萸 15g，泽泻 15g，茯苓 15g，太子参 20g，黄芪 50g，丹参 20g，水蛭 5g，益母草 10g。配制成细微的粉末，装入 25cm×25cm 的布袋内，扎紧袋口，制成中药封包（热奄包）。

【操作方法】选用 TO3-A 型场效应治疗仪进行中药封包烫熨治疗：妥善连接主机和效应带；将中药封包平铺肾俞、关元处，环形扎好效应带，接通电源，温度选择 40℃，进行中药封包烫熨治疗，每日 1 次，每次 30min。

【功　效】益气养阴，活血化瘀。本法对患者尿蛋白、血肌酐等指标有一定的改善作用。临床发现，应用中药封包治疗本病后患者同型半胱氨酸（Hcy）、血清血管内皮生长因子（VEGF）明显下降，考虑可能通过降低 VEGF 等水平，从而减少内皮细胞损伤及新生血管的生成而发挥作用。

■ （三）糖尿病周围神经病变

局部热熨疗法对糖尿病周围神经病变的疗效确切，与单独应用甲钴胺治疗糖尿病周围神经病变比较，联合晚蚕沙（黄酒制）热熨治疗患者肢体麻木、畏寒发凉等症状改善更为明显。

【药物制备】预处理的晚蚕沙适量，经火炒制，用 100ml 黄酒浸泡 500g 蚕沙 2h，装入 12cm×20cm 的分隔布袋中，用前置于 42℃恒温箱保温 1h。

【操作方法】分隔布袋再用毛巾制作包裹，在患者疼痛部位来回熨敷约 20min，晚蚕沙一日一换，一日熨敷 2 次。

【功　　效】活血行气，化瘀止痛，温经通络，散寒消肿。

■ （四）糖尿病失眠

糖尿病与失眠关系密不可分，糖尿病患者容易出现焦虑，易产生失眠症状，而睡眠不足又反过来导致糖尿病患者血糖的难以控制，从而影响患者的生活质量。因此，控制血糖有利于睡眠的改善，睡眠的改善对于血糖的控制及并发症的发展又起到很好的延缓作用。外熨疗法治疗糖尿病失眠以辨证论治为纲，在认识病因病机的基础上，采用调理脏腑和镇静安神相结合，在不良反应、复发率及成瘾性方面均优于西药。

【药物制备】①血瘀质：乳香 30g，没药 30g，川芎 30g，艾叶 60g，粗盐 80g。②湿热质和痰湿质：秦艽 30g，黄柏 30g，桂枝 30g，苍术 30g，羌活 30g，艾叶 60g，粗盐 80g。③阴虚质：黄精 30g，当归 30g，熟地黄 30g，续断 30g，艾叶 60g，粗盐 80g。④气虚质和阳虚质：吴茱萸 50g，小茴香 30g，丁香 30g，砂仁 30g，艾叶 60g，粗盐 80g。

先将圆形泗滨砭石用热水加热至 45~65℃，中药封包微波加热 3~5min 备用。

【操作方法】患者充分暴露头颈、背部、腹部，俯卧位，据患者《中医体质辨识量表》证型选用中药封包置于患者的肚脐位置，同时将砭石置于颈部及背部正中督脉及两侧膀胱经经脉循行处，可根据患者的温度耐受情况予以加垫毛巾，并使用神灯治疗仪照射，治疗期间随时观察患者的颈背腹部皮肤肤色、肤温及询问患者的温度感受情况，避免烫伤。隔天治疗 1 次，每次约 20min，半个月为 1 个疗程。治疗后应避风保暖，静卧休息，多饮水。

【功　　效】调节脏腑阴阳。腹为阴，背为阳，中药封包和砭石熨烫相须为用，从整体上调节脏腑阴阳，阴平阳秘，心神得养则寐安。

■（五）早期糖尿病视网膜病变

通过对患者眼部血流变化的研究发现，使用热熨的治疗方法可以使患者视网膜中央动脉阻力指数降低，使视网膜静脉血流加速，也可以使眼动脉阻力指数下降，但是却没有对视网膜中央动脉的流速产生明显影响。这一机制对于早期糖尿病视网膜病变视网膜中央静脉呈现在收缩期和舒张末期的血流速度最大值增高，阻力指数也上升的血流情况能起到改善作用。

【选　　穴】攒竹、丝竹空、承泣。

【药物制备】莪术 12g，艾叶 12g，路路通 12g，姜黄 12g，乳香 15g，没药 12g，赤芍 9g，生地黄 12g，牡丹皮 9g，冰片适量。

【操作方法】首先在患者的攒竹、丝竹空和承泣皮肤表面涂抹少量冰片，将其余药物放入沸水中煎至 20ml，将药液滴在锁水棉上，让患者紧闭双眼，将锁水棉放在眼部，并在锁水棉上再放置 1 个蓄热包，每次治疗时间为 20min，每日治疗 1 次，连续治疗 3 个月。同时予复方血栓通，每日口服 3 次，每次 3 粒。连续治疗 3 个月。

【功　　效】温经通络，活血化瘀。

■ （六）糖尿病足早期

【选　　穴】血海、足三里、三阴交。

【药物制备】大青盐250g，小茴香150g，艾叶150g，白芥子150g，生川乌100g。将自拟的热熨外敷方1剂，打粗粉，过20目筛，装入双层无纺布袋（15cm×25cm大小）中。

【操作方法】封好布袋放置于微波炉中加热5min后，使药物温度达60~70℃。然后将封包外敷于患肢血海、足三里、三阴交来回移动，治疗时间为30min，每日2次。待封包温度低于体温后放置于阴凉干燥处即可。

【注意事项】封包药物干燥避水防潮；热熨法使用中应严格控制温度，避免烫伤；严格控制适应证，不可用于糖尿病足中后期及糖尿病肢体动脉血管闭塞症营养障碍期和溃疡坏死期，以免加重病情。

【功　　效】健脾和胃，调补肝肾，活血化瘀，温阳散寒。

■ （七）糖尿病便秘

【药物制备】小茴香与粗盐混合后加入外熨包。

【操作方法】与推拿或中药贴敷疗法配合运用。患者取平卧位，将小茴香微波炉加热后按照顺时针方向做脐周环形按摩，对患者腹部进行30min熨烫，注意温度，防止烫伤。

【功　　效】小茴香熨烫可以帮助患者增强胃肠活动，促进胃肠功能的恢复，达到健脾助运的效果。

■（八）糖尿病合并带状疱疹

糖尿病由于糖、脂肪代谢紊乱，患者通常存在不同程度的神经病变、血管损伤及免疫力下降。带状疱疹是由带状疱疹病毒引起的疾病，常在人体免疫力下降时发病，以神经损害为特点，老年糖尿病患者有较高的易感性。

【药物制备】①内服方：龙胆草 12g，黄芩 15g，柴胡 15g，生地黄 15g，车前子 30g，泽泻 15g，通草 6g，当归 15g，忍冬藤 30g，制乳香 10g，制没药 10g，栀子 15g，生甘草 10g。②外洗方：黄柏 30g，苍术 30g，苦参 20g，赤芍 15g，白芷 15g。

【操作方法】龙胆泻肝汤加减内服配合加味二妙散煎汤外洗。内服方水煎分服，每日 1 剂。外洗方加水 1000ml，浸泡 30min，煎取 500ml，趁热以毛巾浸泡药液后遮盖患部皮肤，待药液稍凉后外洗，早晚各 1 次，7d 为 1 个疗程，治疗 2 个疗程。

【功　　效】清热解毒，化湿行瘀。龙胆泻肝汤加味内服配合加味二妙散水煎剂外洗对糖尿病伴发带状疱疹，在改善临床症状、控制血糖方面有较好的疗效。

■ （九）糖尿病顽固性腹泻

中医认为糖尿病顽固性腹泻系糖尿病日久阴损及阳，肾阳虚不能温煦脾土，水湿不化，水谷精微与糟粕并趋一窍而下，或因治疗糖尿病时极尽苦寒泻火滋腻滑润之辈，终至脾肾阳气俱损，中焦不运。糖尿病根本病机为阴虚燥热，如内服温阳健脾止泻药，每有伤阴之虑，熨脐疗法外治收功，又可避免其弊端。

【药物制备】肉桂10g，丁香10g，干姜10g，小茴香10g，五倍子10g，樟脑1g。

【操作方法】以上药物研碎，粗盐100g，放铁锅内加热至45℃，布包置于脐上外敷，每日1次，每次1h，7d为1个疗程。

【功　　效】温阳止泻。诸药均有较强渗透力，加粗盐置铁锅内加热，药得热助以达温阳止泻作用。

三、操作方法

■ （一）热熨前准备

（1）操作前评估、检查局部皮肤情况。

（2）中药封包（热奄包）制作：将药物切碎，按要求与黄酒、醋、食盐等混合后，放入锅内炒热，用纱布包裹加热的药物，对患处进行热熨（或药物打碎成末搅匀，用固定耐高温容器盛装，中央放盛100ml常温水的纸杯）。微波炉高火加热3min，装袋后备用。

■ （二）操作步骤

应用中药热奄包法治疗不同疾病时的操作步骤大同小异（图11-1）。

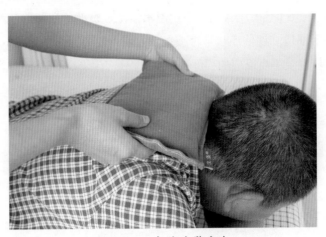

图11-1 中药外熨疗法

（1）至床边试温，温度合适后实施热熨法，边熨边询问患者感觉，3~5min后热敷于患处，热敷20min后回收中药热奄包，热敷过程不间断询问患者有无不适，并查看热敷局部皮肤有无红肿热痛、水疱等不良反应，及时予对症处理。

（2）检查回收的中药热奄包包内药物使用次数是否达到规定次数，达到者给予更换。为保证疗效，包内中药3日后应更换。

（3）专袋专用，清洁消毒中药热奄包。

（4）药熨温度一般以45~55℃为宜，过低影响疗效，过高易烫伤皮肤。

（5）根据病情及病人的耐受程度，热熨时间以0.5~1h为宜，每日2~3次。

（6）热熨结束后，应用温水清洗敷熨部位残留的药液，擦干部位。评估症状是否减轻及其所用的时间；是否有不良反应以及不良反应的程度；应用过程是否影响了其他治疗等。

四、注意事项

■ （一）禁忌证

热性病、出血性疾病一般均不适宜本法。

■ （二）注意事项

（1）热熨时，尤其要防止局部烫伤。开始时熨器温度过高，可加厚垫布。

（2）热熨时要注意避风，防止着凉。

主要参考文献

[1] 赵能江，杨叔禹，孙文杰，等.《国家基层糖尿病防治管理指南（2022）》中医药内容解读与比较[J/OL].中国中西医结合杂志，[2022-10-08]. http://www.medsci.cn/guideline/show_article.do;jsessionid%3D303D7039BE06899F1373DFD71E6B0B5F?id=9cba61c002522950.

[2] 毕菲菲，姚岚，张冬冬，等.中医药治疗糖尿病合并抑郁症临床研究进展[J].国际中医中药杂志，2021，43（7）：721-724.

[3] 祁悦，张杰.中医药治疗糖尿病周围神经病变的临床研究进展[J].时珍国医国药，2021，32（2）：428-432.

[4] 张美菱，杨宇峰，石岩.中医非药物疗法干预糖尿病前期理论基础与研究现状[J].辽宁中医药大学学报，2021，23（6）：99-102.

[5] 邱文超，郭雪梅，朱穆朗玛，等.中医药治疗糖尿病肾病研究进展[J].辽宁中医药大学学报，2021，23（4）：157-162.

[6] 庞国明，高言歌，王强，等.2型糖尿病中医外治临床应用概况[J].江西中医药，2020，51（7）：71-73.

[7] 赵亚芝，戎士玲，徐梦园，等.中医外治法治疗糖尿病周围神经病变研究进展[J].辽宁中医药大学学报，

2020, 22（6）: 213-216.

［8］陈丽梅, 王玮玮, 姜樱娜, 等.艾灸治疗糖尿病及并发症作用机制研究进展［J］.中华中医药杂志, 2020, 35（3）: 1372-1375.

［9］李桃, 张春玲, 陈露, 等.中医外治法治疗糖尿病周围神经病变新进展［J］.贵阳中医学院学报, 2019, 41（1）: 75-77, 89.

［10］王景, 张海丽, 于洋.中医药治疗糖尿病足临床研究新进展［J］.辽宁中医药大学学报, 2018, 20（12）: 184-187.

［11］马慧卿, 岳公雷, 邵慧婷, 等.糖尿病胃轻瘫针刺治疗探究［J］.针灸临床杂志, 2018, 34（11）: 76-79.

［12］田曼, 刘映.糖尿病性视网膜病变中西医诊疗研究进展［J］.辽宁中医药大学学报, 2018, 20（11）: 219-224.

［13］张彩虹, 曾莉.中医护理技术在糖尿病周围神经病变中的应用进展［J］.护理研究, 2018, 32（19）: 2997-3000.

［14］陈超, 王宏才, 翟煦, 等.针灸治疗糖尿病机制的研究进展［J］.针刺研究, 2018, 43（9）: 601-605.

［15］吴瑞, 赵丹丹, 王竹风, 等.中医外治法治疗糖尿病周围神经病变研究进展［J］.中医药学报, 2018, 46

（3）：106-110.

[16] 原晓冬，张凯鑫，杜广中.针灸治疗糖尿病胃肠病的临床研究进展 [J].针灸临床杂志，2018，34（2）：73-77.

[17] 相萍萍，刘克觅，刘超.中医药治疗糖尿病足的研究进展 [J].天津中医药，2017，34（7）：497-501.

[18] 黎雾峰，张传富，路建饶.糖尿病肾病的中医外治研究进展 [J].时珍国医国药，2017，28（6）：1435-1437.

[19] 王丽芹，李振南，隋博文.2型糖尿病的中医药研究进展 [J].中医药信息，2017，34（3）：121-124.

[20] 董文，颉瑞萍，刘勤.中医药治疗糖尿病视网膜病变研究进展 [J].中国中医眼科杂志，2017，27（2）：131-133.

[21] 杜丽坤，王茂全，任那.中医治疗糖尿病神经源性膀胱研究进展[J].辽宁中医药大学学报，2017，19（5）：10-12.

[22] 牟玉庆，刘兴山，魏彦龙.经皮穴位电刺激的临床应用进展 [J].长春中医药大学学报，2017，33（1）：169-171.

[23] 吴静，陈璇.中药熏洗干预糖尿病并发症的临床研究进展 [J].时珍国医国药，2016，27（4）：939-941.

[24] 刘媛，魏军平.中医药治疗糖尿病合并抑郁症临床研

究概况 [J].中医杂志，2014，55（10）：889-892.

[25] 黄湘茜，梁凤霞，陈丽，等.基于集合可视化分析系统探究针灸干预糖尿病前期的选穴规律 [J].湖北中医药大学学报，2022，24（1）：121-125.

[26] 管翀，张晓东，周文来，等.推拿治疗 2 型糖尿病的临床选穴规律 [J].中医学报，2022，37（3）：647-653.

[27] 何伟，柳国斌，张定棋，等.基于数据挖掘的糖尿病足中药熏洗处方用药规律研究 [J].云南中医学院学报，2017，40（3）：87-90.

[28] 张鹏飞，郭茵，丛琳，等.中药熏洗治疗糖尿病周围神经病变用药探析 [J].云南中医中药杂志，2016，37（6）：92-93.

[29] DIMITROVA A，MURCHISON C，OKEN B. Acupuncture for the Treatment of Peripheral Neuropathy： A Systematic Review and Meta-Analysis [J].The Journal of Alternative & Complementary Medicine，2017，23（3）：164-179.

[30] WEI J P，WANG Q H，ZHENG H J，et al. Research Progress on Non-Drug Treatment for Blood Glucose Control of Type 2 Diabetes Mellitus [J]. Chinese Journal of Integrative Medicine，2018，24（10）：723-727.